AF401910

DES ÉPIDÉMIES

DE

FIÈVRE TYPHOÏDE

DANS LES CAMPAGNES.

ÉTIOLOGIE ET PROPHYLAXIE.

PAR

le Docteur ALEXIS POIRIER,

DE TERMONDE,

Médecin de la prison cellulaire, médecin légiste près le Tribunal de première instance, membre correspondant des Sociétés de médecine de Louvain, de Gand, d'Alost, etc., etc.

MÉMOIRE COURONNÉ

AU

CONCOURS OUVERT PAR LA SOCIÉTÉ DE MÉDECINE DE LOUVAIN EN 1865.

GAND,

L. HEBBELYNCK, IMPRIMEUR DE LA SOCIÉTÉ DE MÉDECINE.

1866.

DES ÉPIDÉMIES DE FIÈVRE TYPHOÏDE

DANS LES CAMPAGNES.

DES ÉPIDÉMIES

DE

FIÈVRE TYPHOÏDE

DANS LES CAMPAGNES.

ÉTIOLOGIE ET PROPHYLAXIE.

PAR

le Docteur ALEXIS POIRIER,

DE TERMONDE,

Médecin de la prison cellulaire, médecin légiste près le Tribunal de première instance, membre correspondant des Sociétés de médecine de Louvain, de Gand, d'Alost, etc., etc.

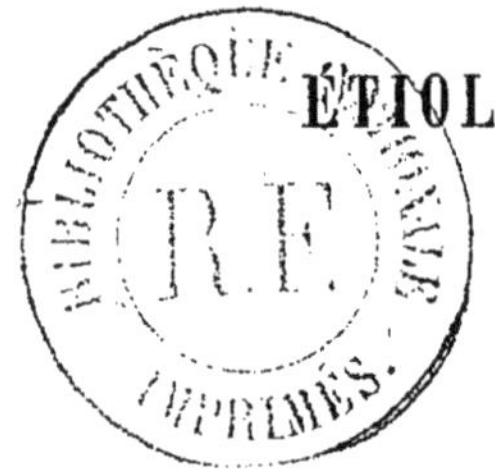

MÉMOIRE COURONNÉ

AU

CONCOURS OUVERT PAR LA SOCIÉTÉ DE MÉDECINE DE LOUVAIN
EN 1865.

GAND,

L. HEBBELYNCK, IMPRIMEUR DE LA SOCIÉTÉ DE MÉDECINE.

1866.

INTRODUCTION.

Avant d'aborder la question qui fera l'objet de ce mémoire, nous croyons convenable, afin d'éviter des redites et des malentendus, de nous arrêter un instant sur la définition et la nature de la maladie dont nous aurons à parler.

La fièvre typhoïde est une maladie générale, aiguë, fébrile, contagieuse, caractérisée anatomiquement par le gonflement et une altération spéciale des follicules intestinaux, par l'augmentation de volume, l'injection, le ramollissement des ganglions mésentériques, et par l'éruption sur la peau de taches rosées lenticulaires et de sudamina.

Cette dénomination comprend aujourd'hui toutes les variétés d'une même espèce nosologique, que l'on connaissait autrefois sous les noms de synoque (Cullen), fièvre putride (Stoll), fièvre maligne (Huxam), fièvre lente, nerveuse des Allemands, fièvre muqueuse (Rœderer), bilieuse (Tissot), ataxique adynamique, fièvre entéro-mésentérique (Petit et Serres), dothiénenterie de Bretonneau.

Comme nous l'avons indiqué dans la définition, la fièvre typhoïde est pour nous une maladie générale, dont la cause première nous paraît être une altération du sang; aussi écartons-nous les noms d'entérite folliculeuse et de dothiénenterie, qui tendent à faire croire que l'altération intestinale, si elle n'est toute la maladie, en est cependant la partie principale et prédominante. Non seulement cette lésion locale n'est qu'un élément de la fièvre typhoïde, une des manifestations du changement dans la composition des humeurs, mais elle peut être réduite à quelques traces insignifiantes et même manquer complétement, sans que la gravité de la maladie diminue dans la même mesure. Comme l'observe Laënnec, les altérations de l'intestin ne sont pas plus la cause des symptômes généraux de la fièvre typhoïde, que les éruptions à la peau ne sont la cause de la variole, de la rougeole, ou des autres fièvres éruptives avec lesquelles la fièvre typhoïde a de nombreux rapports.

Nous ne voulons cependant pas nier l'importance et la gravité de l'éruption intestinale. Cette lésion, qui n'appartient à aucune autre maladie, peut à la vérité manquer, ainsi que l'ont observé Chomel, Andral, Dalmas, Grisolle et d'autres; mais les cas où elle a manqué complétement sont rares, et le plus souvent elle domine toute la symptomatologie de la maladie. De cette éruption résultent en outre deux des plus graves complications de la fièvre typhoïde : c'est-à-dire l'hémorrhagie et la perforation intestinales.

Nous ne partageons pas davantage l'opinion de ceux qui, comme Campbell, font résulter la fièvre typhoïde d'une lésion primitive du système nerveux ganglionnaire. D'après cet auteur, l'altération des nerfs ganglionnaires serait la cause des troubles des organes dans lesquels ils se distribuent : accroissement de la fréquence des battements du cœur, irrégularité des pulsations, etc. Les muscles de l'intestin de leur côté, perdant leur tonicité, produiraient le météorisme. Les troubles de la nutrition et des sécrétions amèneraient à leur tour un obstacle à la circulation capillaire; de là, la congestion, le ramollissement et l'ulcération des parties en rapport avec les nerfs ganglionnaires et où ces derniers sont le plus abondamment distribués (1).

Cette théorie inventée au profit d'un système de traitement, ne s'appuie sur aucun fait réel bien observé; car nous ne pouvons considérer comme tels deux observations de Lobstein et d'Autenrieth, dans lesquelles on rapporte qu'on trouva les ganglions semi-lunaires légèrement altérés. Qui nous dit que ces altérations étaient primitives et n'étaient pas plutôt le résultat que la cause de la maladie? Pour nous, les troubles de la circulation, de la nutrition et de l'innervation paraissent être la conséquence de l'altération des liquides. Ne voyons-nous pas dans la chlorose un changement dans la proportion des principes constituants du sang occasionner des troubles nombreux dans les diverses fonctions, et ces troubles disparaître à mesure qu'on restitue au sang les éléments qui lui manquent?

Nous croyons que cette altération paraîtra encore plus évidente, quand nous aurons démontré que les causes de la fièvre typhoïde sont surtout celles qui agissent sur le sang, en changeant la proportion de ses éléments ou en y introduisant directement des principes toxiques.

Nous nous sommes servi jusqu'à présent du mot de fièvre

---

(1) Recherches sur la nature et le traitement de la fièvre typhoïde, par le Dr HENRY CAMPBELL, D. M. à Augusta. — *Gazette médicale*, 1859, n° 44.

typhoïde. Comme nous nous proposons de parler spécialement des épidémies typhoïdes des campagnes, on a déjà pu en conclure qu'à nos yeux le typhus des Flandres n'est qu'une modification de la fièvre typhoïde proprement dite. Telle est aussi, croyons-nous, l'opinion de la plupart des médecins de nos campagnes, dont la conviction à cet égard est tellement formée qu'ils se servent indifféremment des deux termes. Cependant, dans leur bouche, la dénomination de typhus paraît s'appliquer de préférence à la forme grave et épidémique de la maladie (1).

Ce qui nous prouve l'unité de la maladie, ce qui nous porte à croire que la prédominance de certaines lésions, de certains symptômes tient à des circonstances extérieures indépendantes de la nature du mal, c'est que dans quelques épidémies on vit régner simultanément les deux formes, de typhus proprement dit ou typhus pétéchial, et la forme abdominale, à laquelle certains médecins réservent exclusivement le nom de fièvre typhoïde. En 1847, des autopsies furent pratiquées simultanément à la maison de sûreté de Gand et à l'hôpital civil de la même ville. Dans le premier établissement, sur vingt-cinq cadavres on n'a constaté que deux ou trois fois quelques plaques rouges, mais sans élévation de la

---

(1) Feu le professeur Van Coetsem, de la faculté de Gand, admettait trois degrés dans l'affection typhoïde : le premier est le typhus ou forme grave; le second, la fièvre typhoïde proprement dite, c'est le typhus des villes avec prédominance des symptômes abdominaux et des altérations intestinales; le troisième enfin, il l'appelle fièvre typhoïdienne, c'est la forme la plus bénigne. M. le professeur Michel Lévy, en France (*Gazette médicale*, 1849) et les docteurs Pfeuffer et A. Vogel, de Munich, regardent le typhus comme n'étant qu'une forme extensive et plus énergique de la fièvre typhoïde (Recherches cliniques sur le typhus, 1860).

muqueuse, sans aucune ulcération des glandes de Brunner et
de Peyer. A l'hôpital civil, au contraire, les lésions intestinales, consistant dans le gonflement et l'ulcération de ces
glandes, se sont généralement rencontrées. On le voit donc,
les mêmes causes, agissant simultanément sur des individus
appartenant à la même classe de la population, avaient produit chez les uns, le typhus abdominal ou fièvre typhoïde,
chez les autres, le typhus proprement dit, où les altérations
intestinales sont rares et les symptômes abdominaux secon-
daires. C'est cette dernière forme qui fut le plus souvent
observée dans nos campagnes. Les deux établissements dont
nous venons de parler étaient alimentés par la même population, c'est-à-dire : des mendiants et des ouvriers sans travail que la misère avait fait affluer dans nos grandes villes (1).

Qu'il nous soit permis de dire ici, quoique cette question
n'entre pas directement dans notre sujet, que nous considé-
rons le *typhus feber* d'Irlande comme une maladie analogue,
sinon identique, à notre typhus flamand. Graves, qui a donné
une relation remarquable du mal irlandais (2), ne s'explique
pas d'une manière catégorique sur la question d'identité.
Une phrase de cet ouvrage fait croire au traducteur français,
M. Jaccoud, que Graves rejette l'identité; mais il nous paraît
que cette conclusion n'est pas rigoureuse. Voici cette phrase :
« Les individus qui sont entrés tout récemment à l'hôpital,
« n'ont ni taches ni macules, et ils ont été regardés, peut-être
« à tort, comme atteints d'une simple fièvre typhoïde. » Ne
pourrions-nous pas aussi bien en conclure, que cette dernière

---

(1) Annales de la Société de Médecine de Gand, 1848.
(2) Clinique médicale. Traduction de M. Jaccoud.

maladie, n'est pour le médecin irlandais qu'une modification heureuse, un état plus bénin que le typhus tacheté? Et en effet, il dit à la même page : « Depuis lors (depuis l'appari- « tion du typhus tacheté ou *typhus feber*), cette forme de « fièvre n'a pas disparu; loin de là, elle s'est universellement « étendue, bannissant, pour ainsi dire, toutes les autres varié- « tés. » Évidemment on ne parlerait pas ainsi de maladies de nature différente.

Dans sa remarquable relation du typhus qui a régné dans les armées alliées au siége de Sébastopol (1), Baudens indi- que, comme preuves principales à l'appui de la doctrine de la non-identité du typhus des camps et de la fièvre typhoïde, l'absence dans la première maladie d'altérations intestinales et sa transmission par contagion. Comme nous l'avons vu plus haut, la plupart des médecins admettent aujourd'hui que la fièvre typhoïde peut exister sans lésion des glandes intesti- nales, et d'un autre côté, presque tous, même les médecins français, qui ont été les derniers à se ranger à cette opinion, reconnaissent la possibilité et même la fréquence de la trans- mission par contagion. On le voit, la différence dès lors doit se réduire à bien peu de chose.

De même que la plupart des médecins belges, les Alle- mands paraissent ne plus mettre en doute l'identité des deux formes de la maladie typhoïde; ils désignent sous le nom de *typhus entericus* la forme où les lésions abdominales prédo- minent, sans en faire une espèce à part.

M. Magnus Hus, médecin de l'hôpital Séraphin, de Stock-

---

(1) La guerre de Crimée. L. BAUDENS, 1858.

holm, défend les mêmes idées (1). Selon lui, le typhus est un; les diverses formes sous lesquelles il se présente, et notamment la fièvre typhoïde et celle que nous nommons communément typhus, ne sont que de simples modifications d'une même affection. La première de ces formes, il l'appelle *typhus abdominal*, la seconde, *typhus pétéchial*. M. Hus observa des exemples où des individus soumis aux mêmes causes d'infection, contractèrent, les uns, la première, d'autres, la seconde de ces deux formes, et l'autopsie vint conformer le diagnostic. Il cite un second exemple plus concluant encore. Dans une petite île de la côte occidentale de la Suède, dans laquelle, depuis de longues années, on n'avait observé aucun cas de typhus ou de fièvre typhoïde, arrive un voyageur déjà malade, qui y succombe au bout de neuf jours, en présentant tous les symptômes du typhus pétéchial. Après lui, sept personnes tombèrent successivement malades dans l'île. De ces sept, une seule présenta les symptômes de la fièvre pétéchiale; les six autres, dont une mourut, portaient les traces irrécusables du typhus abdominal.

Nous croyons en avoir dit assez sur cette question, qui n'appartient qu'indirectement à notre sujet. Comme dans le cours de ce travail nous nous servirons indifféremment de l'un et de l'autre terme, nous avons cru devoir expliquer que c'est à la suite de faits observés dans notre pays et par l'étude des relations publiées par des médecins de différents pays étrangers, que nous nous sommes formé notre conviction.

---

(1) Statistique et traitement du typhus et de la fièvre typhoïde. Observations recueillies à l'hôpital Séraphin, de Stockholm, pendant douze années, depuis le commencement de 1840 jusqu'à la fin de 1851. Une analyse de cet ouvrage a été publiée dans les Annales de la Société de Médecine de Gand.

Nous ne parlerons pas dans ce travail du traitement du typhus. Nous croyons que lorsqu'il s'agit d'une maladie, qu'on a combattu tour à tour, et peut-être avec un égal succès (1), par les armes les plus diverses (qu'il me suffise de citer : les saignées, le quinquina, les purgatifs, les vomitifs, les mercuriaux, l'expectation et l'hydrothérapie), le devoir du médecin et du philanthrope doit être plutôt de rechercher les causes qui la produisent et les moyens les plus efficaces pour la prévenir.

C'est à quoi nous allons nous appliquer.

---

(1) Faisons une exception en faveur des purgatifs, qui nous ont paru avoir une efficacité bien réelle.

PREMIÈRE PARTIE.

—

CAUSES DE LA FRÉQUENCE DES ÉPIDÉMIES DE FIÈVRE
TYPHOÏDE DANS LES CAMPAGNES.

En formulant la première question de son concours, la
Société de médecine de Louvain, à laquelle nous adressons
ce travail, a eu particulièrement en vue la fièvre typhoïde des
campagnes. C'est en effet parmi nos populations rurales, que
nous avons vu la maladie exercer ses plus cruels ravages. Nous
ne croyons pas cependant qu'elle soit plus commune dans le
plat-pays que dans l'enceinte des villes, et même si on devait
faire l'addition des cas traités, sans considérer leur gravité,
on pourrait croire que ces dernières sont les plus maltraitées.
Nous nous rappelons que, pendant le cours de nos études, les
hôpitaux de nos villes universitaires n'étaient jamais sans
contenir des sujets atteints par la maladie. Peu de personnes
quittent la campagne, pour habiter une grande ville, sans en
ressentir les atteintes pendant les premières années de leur
séjour. M. Trousseau la considère comme endémique dans
les grands centres de population (1), et peut-être plus que
partout ailleurs, à Paris, où chaque famille lui paie un lourd
tribut, où les étrangers ne tardent pas à être frappés après
quelques mois de séjour. Mais de même que toutes les maladies épidémiques, lorsqu'elles restent dans les populations à
l'état d'endémie, le typhus, en acquérant le droit de cité,
perd considérablement de sa gravité; c'est ce qui explique ces

____

(1) A. Trousseau, Clinique médicale de l'Hôtel-Dieu de Paris.

statistiques si favorables qu'elles nous paraîtraient fabuleuses si elles n'étaient présentées par les autorités les plus respectables. De là encore les mécomptes auxquels nous nous exposons quand, à notre tour, nous voulons expérimenter les moyens de traitement, qui dans les villes produisent ces merveilles. Heureusement les épidémies à la campagne sont plus rares, et n'acquièrent de grandes proportions que lorsqu'elles sont dues à un concours de circonstances calamiteuses. C'est ce qui arriva dans nos provinces pendant les années 1845 à 1849. Qu'il nous soit permis de parler avec quelques détails de cette dernière épidémie.

Depuis la fièvre typhoïde, qui avait succédé à la mémorable épidémie de choléra de 1832, le typhus ne s'était plus montré chez nous que sous la forme de cas isolés. Ce fut seulement vers l'année 1840 que l'attention des médecins fut éveillée par le caractère plus malin qu'avait pris la maladie dans certains villages. Cependant, jusqu'alors, elle était loin de présenter cette forme grave et foudroyante qu'elle acquit plus tard, et restait circonscrite dans certains endroits insalubres, et habités par une population insalubre, pauvre et peu soucieuse des soins hygiéniques. Cependant dès lors l'attention publique était éveillée et les commissions médicales envoyèrent des délégués, qui constatèrent le déplorable état des habitations dans certaines contrées et s'efforcèrent d'y apporter un prompt remède. Peut-être ces soins intelligents, secondés dans la plupart des villages par les administrations communales, auraient suffi pour arrêter la marche du mal; mais par un concours de circonstances malheureuses, un de ces fléaux qu'on ne rencontre que de loin en loin dans l'histoire de l'humanité, s'était appesanti sur notre malheureux pays. Nous avons nommé la famine.

Pendant l'été de 1845, des pluies continuelles amenèrent la perte de la récolte des blés, qui se présentait d'abord sous les apparences les plus favorables. Une grande partie des blés pourris sur place, ne purent être engrangés; ceux qu'on réussit à sauver, avaient germé et se trouvaient envahis par la fermentation et les moisissures.

Pour comble de malheur, les pommes de terre, l'aliment presque exclusif de nos populations ouvrières, atteintes par un mal encore peu connu, furent complétement détruites. De ces deux fléaux résulta une des situations les plus malheureuses qu'il soit donné à une génération de contempler, et c'est un miracle que nos provinces aient pu si promptement se relever de cette ruine. Une cherté de vivres, sans exemple dans notre histoire, rendit des plus misérables la position des ouvriers, qui auparavant trouvaient dans le travail manuel un salaire suffisant pour l'entretien de leurs familles. Ajoutons à cela que ce salaire se trouvait, depuis quelques années, singulièrement réduit par la crise de l'industrie linière. Le nombre des pauvres dans les communes rurales fut plus que décuplé. Nous nous rappelons avoir vu, dans nos villages, des bandes de mendiants, composées de vingtaines de personnes, pâles, décharnées, plus semblables à des spectres qu'à des hommes, aller de ferme en ferme, demander des secours qu'il aurait été dangereux de leur refuser. Soumis à ces contributions forcées, les petits cultivateurs, déjà ruinés par la perte de leurs récoltes, ne purent se soutenir, et un grand nombre fut forcé à son tour de s'adjoindre aux solliciteurs. Des ménages entiers moururent de faim.

Il ne manquait que le typhus pour compléter l'horreur de ce tableau. Il ne se fit pas attendre. Nous avons vu que depuis quelques années, dans certains foyers circonscrits, couvait un feu, ne demandant qu'un souffle et quelques aliments pour devenir un vaste incendie. Ces constitutions, appauvries par la faim, démoralisées par la misère, malpropres et mal logées, devaient se prêter au typhus comme le bois sec à la flamme. Aussi de vingt endroits partirent des cris de détresse et d'alarme. Des communes entières étaient atteintes et furent décimées. Peu de villages échappèrent au fléau; dans certains même, on vit régner en même temps deux autres enfants de la même mère : le scorbut et la dyssenterie.

Comme on le voit, une des causes les plus actives de l'extension que prit la maladie fut la *misère*. Ce n'est pas d'aujourd'hui seulement qu'on a pu constater ce déplorable résultat de l'insuffisance et de la mauvaise qualité des substances alimentaires.

Joseph Franck avait déjà dit : *Typhus inopiae rei frumentariae et comes et sequela*. Parmi les fléaux dont nos pères demandaient l'éloignement à la divinité, ils ne séparaient pas la peste de la famine et de la guerre, témoin cette formule inscrite sur un des anciens monuments de la capitale : *A peste, fame et bello libera nos Maria pacis*. C'est que dans les guerres on rencontre le plus souvent les mêmes privations; là aussi les aliments sont insuffisants et souvent corrompus, là aussi se rencontrent l'encombrement et les autres causes d'affaiblissement et d'infection dont nous parlerons plus loin. Là aussi nous retrouverons le typhus.

Si nous consultons les statistiques des autres pays, nous trouvons que le typhus sévit de préférence là où la population est la plus pauvre, et aux époques de disette. Le *typhus feber* est endémique dans la pauvre Irlande; depuis plusieurs siècles il n'en a été absent, et c'est surtout pendant les années calamiteuses qu'il frappe le plus grand nombre de victimes. Pendant les années 1846-1847, la récolte des pommes de terre ayant eu le même sort que dans notre pays, la mortalité augmenta dans des proportions notables (R.-J. Graves).

On sait jusqu'à quel point, dans les années dont nous parlons, l'*alimentation* de nos ouvriers fut compromise. Le pain, la nourriture par excellence, avait subi des altérations notables. Les pluies incessantes qui avaient produit ou du moins favorisé la production de la maladie des pommes de terre, avaient gâté les blés et surtout le seigle, qui entre pour une grande partie dans la préparation du pain des habitants des campagnes. Une grande partie des blés avaient germé sur pied, et fut livrée ainsi à la consommation. Les résultats en furent désastreux. Dans la commune de Hamme, peu de temps avant l'explosion du typhus, on avait introduit une grande quantité de blés germés, destinés aux fabriques d'amidon; des pauvres, séduits par les bas prix de ces blés, en firent du pain; des boulangers, dans un but de spéculation inqualifiable, avaient livré à la consommation des pains faits avec ces mêmes matières. Les personnes qui en firent usage furent presque toutes atteintes de la maladie. Les riches, au contraire, qui font leur pain eux-mêmes, et qui mangent d'autres mets, furent épargnés (*Annales de la Société de Médecine de Gand*).

Pendant ces mêmes années, on remarqua que la proportion d'ergot dans le seigle fut plus forte qu'aux années ordinaires. On sait que l'humidité favorise le développement de l'ergot. On sait aussi quelle pernicieuse influence celui-ci exerce sur la santé, alors qu'il se trouve en grande quantité dans le seigle et qu'on en fait usage pendant un certain temps. On est à peu près d'accord pour lui attribuer la production de deux maladies extrêmement graves : l'ergotisme convulsif et la gangrène sèche. Il nous paraît évident que l'usage du seigle ergoté n'a pas été sans influence sur la production de la fièvre typhoïde. Un événement récent nous a confirmé dans cette opinion. Le docteur Tillner, médecin de la grande-duchesse Marie de Russie, dans la relation de l'épidémie, qui désole en ce moment la capitale de l'empire moscovite, et qui par son origine et ses symptômes a plus d'un point de contact avec notre typhus des Flandres, met au nombre des causes de ce fléau l'usage du pain contenant une forte proportion d'ergot de seigle. Il évalue que chaque ouvrier consommait par jour jusqu'à 100 grammes d'ergot (*Union médicale*) (1).

____

(1) Ces lignes étaient écrites quand nous avons lu le mémoire publié par M. Van den Corput, sous forme de lettre adressée à M. le docteur Dieudonné. M. Van den Corput, qui est allé sur les lieux étudier la maladie, a pu constater l'action des causes débilitantes; ce sont les pauvres et les ouvriers, qui ont été frappés de préférence; les matières alimentaires étaient de mauvaise qualité et

Pendant ces années malheureuses, les pauvres eurent recours à de substances qui, en d'autres temps, ne sont pas même considérées comme alimentaires.

Nous nous rappelons avoir vu manger avec avidité ces fades moules qu'on trouve dans nos rivières, ramasser dans les rues des épluchures de pommes de terre et de légumes. Encore, si on c'était borné à ces substances, malpropres et indigestes, mais cependant exemptes de principes nuisibles et renfermant encore certaines propriétés nutritives, le mal aurait été moindre. Mais ces aliments-là même ne se trouvaient pas en quantité suffisante pour satisfaire l'appétit de tant de malheureux. On vit des familles entières se nourrir pendant plusieurs mois des pulpes aigries et fermentées, résidus des fabriques de fécule et de sucre de betteraves. Dans plusieurs villages, on vit des malheureux aller la nuit déterrer des cadavres d'animaux morts de maladies contagieuses et déjà enterrés depuis plusieurs jours. Un témoin oculaire nous a raconté avoir vu une troupe d'affamés aller le soir dans un champ où deux jours auparavant on avait enterré un cheval mort de la morve, le déterrer, manger avidement cette chair crue et dégoûtante, et se disputer à qui aurait la plus large part de cet horrible repas. On comprend combien pareille nourriture doit être propre à produire des maladies infectieuses; car là les principes toxiques, résultant de la décomposition putride, se mêlent aux virus propres à la maladie qui a occasionné la mort de l'animal, et n'en deviennent que plus délétères. Cette cause a agi d'une manière évidente dans certaines communes, où la maladie s'est développée, alors qu'elle n'existait pas encore dans les villages environnants. Dans la

---

d'un prix hors de proportion avec la réduction des salaires. Il croit que l'encombrement et la mauvaise qualité des eaux alimentaires n'ont pas été sans influence sur la production des épidémies. Les soldats, bien nourris, logés dans des casernes vastes et bien aérées, n'ont donné qu'une minime proportion de malades (*Journal de médecine de Bruxelles*).

commune de Hamme, dont nous avons déjà parlé, une épidémie se développa en 1843, c'est-à-dire trois ans avant que le typhus s'étendît sur toute la province. Elle avait été précédée par une épizootie qui avait spécialement affecté les porcs. La plupart de ceux qui avaient mangé de la chair d'animaux malades, furent frappés par le typhus (*Société de Médecine de Gand*).

Dans la relation médicale de la guerre d'Orient, Baudens rapporte que chaque fois que le défaut de légumes frais força de recourir à des conserves alimentaires plus ou moins décomposées, on s'en aperçut au nombre de malades admis dans les ambulances.

Si l'altération des aliments solides exerce, comme nous venons de le voir, une telle influence sur le développement du typhus, on comprend facilement que des *boissons corrompues* doivent agir de la même manière, et même plus directement. Les substances liquides, en effet, rapidement aspirées par les vaisseaux absorbants de l'estomac, entrent dans la circulation sans que leurs propriétés, bonnes ou mauvaises, soient modifiées par la digestion. L'eau, qui pure ou mélangée à d'autres ingrédients, constitue la principale boisson, et qui sert en outre à la préparation des autres aliments, doit fixer particulièrement l'attention.

Depuis Hippocrate, qui traite longuement des eaux alimentaires dans son livre de l'air, des eaux et des lieux, jusqu'à nos jours, on a toujours attribué à l'eau une grande importance sous le rapport de l'hygiène et de la thérapeutique. Cependant, ce n'est que depuis quelques années qu'on a bien étudié son rôle dans la production de la fièvre typhoïde.

Parmi les médecins qui ont le plus vivement appelé l'attention sur le danger de l'usage des eaux corrompues, nous devons citer le docteur Schmit, d'Ettelbrück, qui dans un mémoire inséré dans le journal de la Société des Sciences médicales de Bruxelles, a rapporté des observations nombreuses où l'action de cette cause est établie d'une manière incontestable (1).

Dans une épidémie de fièvre typhoïde qui avait éclaté dans la commune de Berg (grand-duché de Luxembourg), le docteur Schmit fut envoyé par son gouvernement pour soigner les malades et prendre les mesures nécessaires pour combattre le mal.

Il lui fut d'autant plus facile de remonter à la source et de suivre d'une manière exacte la propagation de l'épidémie qu'il avait à faire à une petite localité. Voici ce qu'il découvrit.

Pendant tout l'hiver, la famille H., où l'affection typhoïde a pris naissance, avait remarqué que l'eau de leur pompe était fort mauvaise; souvent même elle ressemblait à du purin, à tel point qu'à plusieurs reprises on avait complétement vidé le puits, espérant par là remédier au mal. Mais des pluies incessantes, ayant encore détrempé le fumier situé sur un plan plus élevé que la maison, le puits se remplit de nouveau de la même eau infecte. La fille de cuisine racontait qu'en faisant cuire l'eau, il se formait dans ses pots une écume épaisse. En examinant l'eau, M. Schmit put se convaincre, tant par la couleur que par l'odeur et le goût, qu'elle renfermait une quantité notable de purin.

Aussi, durant tout ce temps, plusieurs personnes de la maison se plaignirent de dérangement intestinal, jusqu'au jour où la fièvre typhoïde se déclara chez l'ouvrier E. et M\r H. On avait, il est vrai, souvent fait prendre ailleurs de l'eau pour boire, mais on n'avait cessé de faire usage dans la cuisine de l'eau corrompue, persuadé que la cuisson lui enlevait ses mauvaises qualités. Cette imprudence leur coûta cher. Pas un membre de la famille, au nombre de huit personnes, n'échappa à la maladie. Un fait remarquable, et qui prouverait la transmission de la maladie par la contagion, si de nou-

---

(1) Année 1861, p. 239. Observations de fièvre typhoïde due à l'usage de l'eau corrompue, etc.

velles preuves étaient nécessaires, c'est que tous les parents
venus de loin pour assister à l'enterrement, tombèrent malades à leur tour. Cependant on ne fit pas usage de l'eau de la
maison au banquet des funérailles.

Dans la troisième observation de son mémoire, M. Schmit
relate deux cas de fièvre typhoïde, frappant la servante et la
belle-sœur d'un curé. Ici encore les eaux étaient corrompues,
non par le contenu de la fosse d'aisance, mais par le mélange
des eaux ayant servi à laver la vaisselle, contenant par conséquent en suspension des matières animales et végétales,
sujettes à la putréfaction. Le curé fut exempt de la maladie.
M. Schmit ne paraît plus éloigné de croire que ce fut parce
qu'il buvait plus de sa cave que de son puits.

Nous passons sous silence les autres observations qui res-
semblent à celles dont nous venons de rendre compte, et ne
font que les corroborer.

Vers le même temps parut dans le *Nederlandsch tijdschrift
voor geneeskunde* un fait d'une haute importance, qui confirme
les opinions du docteur Schmit. Nous le donnons d'après la
traduction publiée par le *Journal de Médecine de Bruxelles*.

Pendant l'automne 1860, il régna dans le couvent des sœurs
de la charité de Munich une épidémie de typhus abdominal,
qui fut d'autant plus remarquée qu'à cette époque il existait
en ville à peine quelques cas isolés de cette maladie. Du commencement de juin jusqu'au commencement de septembre,
il n'y eut que deux cas de fièvre typhoïde dans le couvent.
Mais du 19 septembre jusqu'au 14 octobre, alors que la population du couvent était de 120 personnes, trente-et-une
devinrent rapidement malades, les unes après les autres, et
toutes appartenant à l'ordre. Quelques-unes présentèrent des
symptômes gastriques et d'autres furent atteintes d'une véritable fièvre typhoïde. Sur quatorze cas d'affection typhoïde,
quatre se terminent par la mort.

L'attention du public médical fut d'autant plus vivement
éveillée par ces faits, que l'état sanitaire de la ville était alors

extrêmement satisfaisant, et la fièvre typhoïde très-rare. Il était donc évident qu'il fallait chercher la cause de cette épidémie dans des circonstances tout-à-fait locales, et après un examen attentif, il fut reconnu que l'eau dont on se servait comme boisson, était altérée par des substances en voie de décomposition et qu'elle constituait la cause de l'épidémie. Voici quelles étaient les circonstances locales. Le couvent est situé à côté de l'hôpital général. Au printemps de l'année 1860, on creusa dans celui-ci un puits, de vingt pieds de profondeur. Ce puits n'est éloigné que de deux pieds de la buanderie dans laquelle on lave les linges des malades, et il est entouré de cinq regards d'égouts destinés à absorber l'eau qui s'écoule de la buanderie, et reliés entre eux par des canaux d'où l'eau filtre insensiblement dans le sol environnant. Cette eau était boueuse, avait une odeur désagréable et donnait un sédiment abondant. Comme ces égouts n'étaient éloignés du puits que de vingt à trente pieds, l'eau de celui-ci fut altérée par celle des égouts. Pour démontrer ce fait, le contenu des égouts et l'eau du puits furent soumis à un examen microscopique attentif par le docteur Herling, micrographe très-exercé.

Celui-ci trouva dans le sédiment du liquide des égouts toute espèce de matières d'origine végétale et animale en voie de décomposition; quelques-unes étaient encore très-reconnaissables à leur forme originelle, mais la plus grande partie ne constituait plus qu'une masse de détritus. En y ajoutant quelques gouttes d'acide sulfurique, il s'en dégageait une très-forte odeur comme celle d'œufs pourris. L'eau du puits ne donna pas de sédiment, mais en la portant sous le microscope, on y observa les mêmes éléments que dans l'eau provenant des égouts, mais en quantité beaucoup moindre. Par l'analyse chimique, on y découvrit une quantité beaucoup plus considérable de matières organiques, de chaux et de nitrates, que dans l'eau à boire ordinaire.

L'eau du nouveau puits servait habituellement aux besoins

de la buanderie. Du 17 au 28 septembre, époque à laquelle l'épidémie commença, cette eau fut conduite par des tuyaux à la salle de bains et à la cuisine de l'hôpital et du couvent, parce que, des réparations se faisant à la salle de bains, ces établissements ne recevaient plus une quantité d'eau suffisante. Il fut recommandé de ne se servir de cette eau que pour les bains, la lessive et la cuisine, et l'eau devant servir comme boisson fut fournie par deux puits situés dans une cour intermédiaire entre l'hôpital et le couvent. Cependant quoique le personnel du couvent eût été suffisamment prévenu, il est résulté d'une enquête minutieuse, que l'eau qui était transportée le soir de la cuisine du couvent dans les chambres des sœurs, comme devant servir aux soins de propreté, avait été employée par elles comme boisson, *et toutes les personnes qui tombèrent malades avouèrent qu'elles avaient bu de cette eau.* Si l'on considère que l'épidémie débuta au moment où l'on commença à boire de cette eau, qui renfermait des substances organiques putréfiées, provenant des linges sales des malades, l'on est bien autorisé à admettre que c'est dans les propriétés toxiques de celle-ci que résidait la cause de l'affection typhoïde, ce qui fut du reste démontré plus tard à l'évidence par ce fait : *que l'épidémie finit aussitôt que l'on cessa de boire de cette eau.*

En regard de ces faits, nous croyons devoir relater une observation qui nous appartient et qui a beaucoup de ressemblance avec celles publiées par M. Schmit :

La famille H. P..., du village de B..., proche de notre résidence, famille composée du père, de la mère et de cinq enfants, fut toute entière et simultanément atteinte de typhus. Le père succomba, les autres membres du ménage échappèrent, mais après de longues souffrances. On était alors en 1857. La grande épidémie dont le village avait été frappé comme tous ceux des environs, avait depuis longtemps cessé ses ravages. Aucun membre de la famille n'avait été en contact avec d'autres malades; l'habitation paraissait dans de bonnes conditions hygiéniques, et il y régnait une certaine aisance.

Cependant on se rappela que depuis quelques mois l'eau des puits qui alimentait le ménage, avait perdu sa transparence habituelle; elle était trouble, jaunâtre, et répandait une odeur en tout semblable à celle du purin. Le puits se trouvait à peu de distance de la fosse à vidanges, qui était très-vieille. Évidemment il s'était établi une communication souterraine entre les deux réservoirs, et il nous parut démontré que l'usage de l'eau corrompue avait produit la maladie.

Comme on vient de le voir, lès causes que nous avons examinées jusqu'à présent agissent sur le sang, mais par l'intermédiaire du tube digestif. Passons à un autre ordre de faits et voyons si les gaz absorbés par la peau et la muqueuse respiratoire n'amènent pas aussi dans l'économie des principes toxiques propres à produire des fièvres putrides. L'air que nous absorbons par l'énorme surface qui lui est offerte par la peau et toute l'étendue des cellules pulmonaires et des tuyaux bronchiques, quand il est altéré dans sa composition, doit amener dans l'économie une quantité considérable de principes morbides.

Ce qui contribue le plus à corrompre l'air et à produire le typhus, c'est *l'encombrement.* Tout le monde sait que lorsqu'un grand nombre de personnes se trouvent dans un espace restreint, dont l'air ne se renouvelle pas, cet air acquiert des propriétés délétères et qu'un séjour prolongé dans ce milieu peut amener la mort par asphyxie. L'exemple des prisonniers anglais enfermés, pendant la guerre de l'Inde, dans une étroite prison, où la plupart succombèrent par suite de la corruption de l'air, est devenu banal à force d'être reproduit dans les traités de physiologie et dans les publications populaires. Ce n'est pas avec cette promptitude qu'agit l'encombrement pour développer la fièvre typhoïde, c'est en produisant une altération lente et moins sensible, mais peut-être plus dangereuse, car elle ne se manifeste que par ses redoutables effets.

De tout temps on a observé que le typhus se développe de préférence dans les grands rassemblements d'hommes; aussi le décrivait-on anciennement sous le nom de fièvre des camps, des ambulances et des hôpitaux. Ce qui prouve bien l'influence de l'encombrement, c'est l'exemple suivant cité par Baudens. Il rapporte que le conseil de santé des armées fut consulté au sujet d'une épidémie meurtrière de typhus, qui se manifestait chaque année parmi les soldats casernés à Saint-Cloud, dès que le roi Louis-Philippe allait habiter le château; or, à cette époque, la caserne, non ventilée, qui ne contenait d'habitude que 400 hommes, en logeait le triple pendant tout le séjour du roi.

On pourra trouver étrange que nous insistons sur cette cause, quand il s'agit du typhus des campagnes, là où les terrains sont à bas prix, les habitations situées à des fortes distances les unes des autres, où par conséquent les habitants paraissent ne pas pouvoir manquer d'air ni de lumière. Mais quand on voit les choses de plus près, on voit bien vite que cette abondance d'air n'est qu'apparente.

Dans les plus grandes fermes, il n'est pas rare de voir le père, la mère et les plus jeunes enfants coucher tous ensemble dans une petite chambre basse d'étage et ayant à peine trois ou quatre mètres de surface. Les enfants plus avancés en âge, logent le plus souvent dans les étables ou dans les combles, et n'ont pour tout lit qu'une paillasse étendue par terre ou dans une mauvaise caisse en bois.

L'habitation du pauvre est particulièrement propre à devenir un foyer d'infection. Le plus souvent ce sont des cabanes construites en roseaux recouverts d'une couche de terre glaise; ces murs poreux, dans lesquels l'air pénètre et reste stagnant, deviennent de véritables réceptacles de miasmes. C'est dans ces chambres étroites, sans plancher ni pavement, recevant uniquement le jour par une lucarne, que s'abritent tous les individus d'une même famille, souvent plusieurs ménages réunis.

D'un autre côté, nous voyons les communes suburbaines être frappées les premières et des plus gravement à chaque épidémie. Les constructions n'y sont pas, comme dans les villes, soumises à des règlements sévères, qui détetminent la quantité d'air, de lumière et d'espace affectée à chaque ménage. Il en résulte, que les propriétaires pouvant bâtir à moins de frais, le prix du loyer est moindre, et cet avantage y attire un trop-plein de population.

Nous avons vu, en 1846 et 1847, le village de Ledeberg, situé aux portes de Gand, être des plus cruellement atteint par l'épidémie. Cette commune est habitée en grande partie par des ouvriers des fabriques de Gand, et à cette époque sa population s'était notablement accrue par l'affluence d'une quantité de malheureux campagnards, accourus dans l'espoir d'y trouver du travail dans les manufactures, ou du moins de recevoir quelques secours des sociétés de bienfaisance. La population s'était élevée du chiffre normal de 2421 à 3661 (*Annales de la Société de Médecine de Gand*).

Selon le docteur Tillner, de Saint-Pétersbourg, une des causes de l'épidémie qui désole cette capitale en ce moment, serait également l'encombrement produit par l'arrivée dans la ville d'un nombre considérable d'ouvriers (environ 43,000). — *Union médicale*).

Nos écoles communales et certaines écoles libres, entre autres des écoles dentellières, sont souvent construites dans les plus mauvaises conditions hygiéniques. Des salles trop basses, insuffisamment aérées, d'une capacité trop petite pour le nombre d'enfants qu'elles sont destinées à contenir, voilà certes des conditions, on ne peut plus favorables, à l'explosion de la fièvre typhoïde. On a vu, en 1847, le typhus commencer ses ravages parmi les enfants de l'école dentellière de Gullegem, près de Courtrai, puis de là rayonner comme d'un foyer central vers les communes environnantes, et dans la ville même. Dans le village de Gullegem, la maladie prit des proportions tellement effrayantes, qu'un moment la commune sembla menacée d'une destruction complète (*Annales de la Société de Médecine de Gand*).

Au rapport de Graves, dans les refuges des pauvres en Irlande, le typhus règne d'une manière continue. Cependant la nourriture qu'on donne aux pensionnaires est excellente, la cause de la maladie ne paraît être autre que la viciation de l'air, produite par l'encombrement.

Ce n'est pas là la seule cause capable d'amener dans l'air des principes miasmatiques. Tous les médecins de campagne sont édifiés sur la pureté et la fraicheur si vantées de l'air qu'on y respire. Qui de nous n'a été frappé, en entrant dans les fermes, de la mauvaise odeur qui règne généralement dans les cours, et pénètre même dans les habitations. L'usage universellement reçu de mettre les fumiers en plein air, et ordinairement devant l'entrée des maisons, outre qu'il est préjudiciable à l'intérêt bien entendu du cultivateur, produit sur sa santé l'effet le plus funeste.

M. le docteur Torchio, secrétaire général de l'Académie de Médecine de Turin, dans une brochure publiée il y a peu d'années, observe que la statistique des décès de la ville de Turin accuse, depuis quelques années, une augmentation sensible dans le chiffre des décès dus aux affections typhoïdes. Parmi les causes de cette augmentation, il cite les émanations miasmatiques produites par les égouts et par le dépôt des immondices que ces canaux souterrains divergent sur les rives du Po. Il en résulte sur les bords du fleuve des atterrissements de substances organiques, d'où se dégagent, surtout en été, des émanations fétides. En outre, les égouts destinés à conduire les immondices au fleuve, de même que les conduits qui y amènent les eaux pluviales, ne sont soumis qu'à des curages insuffisants, s'encroûtent de matières putrescibles, et donnent lieu à des émanations dangereuses pour la salubrité publique.

Le docteur Vogel, de Munich (1), a observé que dans cette ville, le typhus frappe surtout les étrangers bien plus que les personnes nées à Munich, et surtout ceux qui sont récemment arrivés. L'auteur, repoussant toutes les causes banales que l'on a invoquées, en trouve la cause dans la nature toute particulière du sol, dans lequel s'opère constamment une énorme décomposition de matières organiques. En effet, M. Pettenkoke a calculé que cent mille hommes fournissent par an au-delà de cent neuf millions de quintaux de déjections solides et liquides, dont la majeure partie reste dans le sol et s'y transforme. Le sol d'une grande ville renferme donc d'énormes masses de matières organiques en décomposition, qui doivent modifier l'air, l'imprégner de miasmes, qui sans doute produisent le typhus, et agissent sur les étrangers qui n'y sont pas habitués. Il nous semble que le docteur Vogel n'a pas suffisamment tenu compte de l'altération des eaux alimentaires, qui doit résulter de la corruption du sol.

Le docteur Putégnat (de Luneville), attache une grande importance au rôle du miasme dans la production du typhus. Nous transcrivons littéralement ses paroles. — « Il est un fait sur lequel je veux appeler sérieusement l'attention des médecins observateurs; c'est que toutes les localités où j'ai vu régner épidémiquement la fièvre typhoïde, c'est que toutes les maisons dans lesquelles j'ai rencontré la contagion de cette pyrexie, étaient placées près d'un amas de matières animales et végétales en putréfaction, ou d'un amas d'eau marécageuse, ou d'un ruisseau fangeux, ou d'une rivière dont le lit est boueux (2). »

Dans les parties basses de notre province, dans les *polders* notamment, à ces causes d'insalubrité se joint encore l'*humi-*

---

(1) Recherches cliniques sur le typhus, faites dans le service de M. le professeur PFEUFER, de Munich, par le docteur A. VOGEL. Etongen, 1860.

(2) Nature contagieuse et génie épidémique de la fièvre typhoïde. Paris, 1850.

dité. Dans les environs de la commune que nous habitons existe un *polder* d'ancienne formation, dont toutes les habitations sont construites contre la digue qui les préserve des inondations de l'Escaut. Les murs de ces demeures, fondés sur un terrain constamment humide, se trouvent adossés contre la digue; il résulte de l'absence de circulation de l'air et du contact de la terre un état de moiteur continuelle. A quelques pas de ces maisons existent de vastes prairies qui, pendant une grande partie de l'année, reçoivent à chaque haute marée les eaux du fleuve. Ces eaux, en se retirant à marée basse, laissent à nu une couche de limon destinée à fertiliser les terres, mais qui ne laisse pas de répandre une odeur infecte.

Nous n'avons pas pu constater jusqu'à présent la réalité du prétendu antagonisme entre les fièvres intermittentes et la fièvre typhoïde. Nous avons vu au contraire, dans le pays de Waes et partout où les fièvres intermittentes règnent d'habitude, le typhus sévir avec au moins autant d'intensité que dans les parties plus élevées.

Il en a été de même dans d'autres contrées. Dans un mémoire sur la fièvre typhoïde qui a régné à Hoeleden en 1860, le docteur Ch. Lowet attribue l'origine de l'épidémie aux émanations s'élevant de vastes prairies situées près de ce village. Le point de départ et le foyer permanent de l'affection, furent les maisons groupées autour de l'église et joignant les prairies inondées (*Journal de Médecine de Bruxelles*).

Une cause qui produit de la manière la plus efficace l'extension de la maladie dans les masses populaires et contribue à la rendre épidémique, est la *contagion*. Après avoir été le sujet des vives contestations, la contagion de la fièvre typhoïde rencontre aujourd'hui peu d'incrédules. Dans ce travail adressé particulièrement aux médecins pratiquant dans les campagnes et dans les petites villes, il pourrait paraître superflu d'insister sur une question qui pour eux ne fait l'objet d'aucun doute. Dans les grandes villes, où le médecin ne connaît souvent pas ses plus proches voisins, où la clientèle se partage entre un grand nombre de praticiens, où la plupart des habitants subissent les atteintes de la maladie dans leur jeune âge, ou au commencement de leur séjour dans la ville, s'ils viennent du dehors, il est difficile de suivre pas à pas la marche de la fièvre typhoïde.

Aussi c'est dans les grands centres qu'on trouve encore quelques adversaires de la doctrine de la contagion. Cependant, grâces aux travaux de MM. Brétonneau, Gendron, Gaultier de Claubry, Putégnat, Trousseau, Grisolle, Ginbrac et autres, leur nombre diminue de jour en jour.

Il nous serait facile de trouver dans ces auteurs des exemples nombreux et concluants en faveur de la contagion. Mais notre but est moins d'apporter de nouvelles preuves, en faveur de la contagion, que de faire ressortir l'influence de cette dernière sur la production des épidémies dans les campagnes. Nous préférons citer quelques exemples se rapportant au typhus de notre pays.

Premier exemple. Un vicaire à Ertvelde, âme compatissante et vraiment apostolique, apporta à un malade, atteint du typhus, une chemise propre et aida à la lui passer. Deux jours après, il eut le typhus et mourut après quelques jours de souffrances. La fille qui l'avait soigné mourut aussi peu de jours après.

Deuxième exemple. Des élèves d'une école dentellière des environs de Termonde, où aucun cas de typhus n'avait été observé, ni dans la commune, ni dans les environs, lors d'une promenade qu'elles firent, s'arrêtèrent au village de Schellebelle dans un cabaret où elles prirent quelques rafraîchissements. Pendant qu'elles se trouvaient là, on apporta près d'un poêle, pour la sécher, une couverture de lit provenant d'un typhisé, qui se trouvait dans cette maison. Cette couverture était imprégnée des sueurs et de l'urine du malade. En vingt-quatre heures de temps, cinq de ces enfants furent atteintes du typhus (*Annales de la Société de Médecine de Gand*).

Troisième exemple. Un de nos amis, le docteur De R...., en soignant un typhisé, commit l'imprudence de monter sur le lit du malade, pour pouvoir le manier plus facilement. Au moment où il levait les couvertures, il sentit, me dit-il, une odeur *sui generis*, qui lui fit une singulière impression. A peine fut-il à l'air, qu'il fut atteint de faiblesse dans les jambes et d'un malaise général. Le lendemain il s'alita et demeura pendant un mois entier entre la vie et la mort. Il ne dut la vie qu'à sa bonne constitution, encore il ne se rétablit qu'après une longue convalescence.

Quatrième exemple. Un détenu, sorti de la prison de Bruges, importa le mal à Blankenberghe. On put suivre pas à pas la marche de la maladie. A Meirelbeke, un détenu, sorti de la maison d'arrêt de Gand, convalescent du typhus, communiqua la maladie à neuf individus; elle ne tarda pas à infecter toute la commune. On observa la même chose à Lootenhulle, Hansbeke, Caprycke, Saint-Antelinckx, Santbergen, etc.

Cinquième exemple. Un des arguments sur lesquels se fondent les adversaires de la contagion, c'est qu'on ne voit pas dans les hôpitaux la maladie se communiquer d'un lit à l'autre. Des faits observés à l'hôpital civil de Gand renversent cet argument. On y vit le typhus se transmettre à des convalescents d'autres maladies, et même à des phthisiques (*Société de Médecine de Gand*).

Sixième exemple. Ce qui prouve encore la facilité de la contagion de la fièvre typhoïde, c'est le grand nombre de médecins, de prêtres, d'élèves en médecine, de sœurs hospitalières, qui succombèrent victimes de leur humanité pendant l'épidémie de 1846-1847. Nous avons tous gardé le souvenir de ces tristes jours dont nous pouvons dire avec le poëte :

> . . . . Quaecque miserrima vidi,
> Et quorum pars magna fui. . . .

Car notre corps a largement payé son tribut au mal, et les vides formés dans nos rangs ne sont pas encore tous remplis.

Dans le seul hôpital de Gand, on vit mourir un médecin en chef et deux internes; la plupart des religieuses furent atteintes et quatre moururent. Qu'on ouvre les journaux de médecine d'alors, et tous les mois on verra l'article nécrologique annoncer la mort d'un grand nombre de confrères. Les faits sont d'autant plus concluants qu'en général les médecins et les prêtres habitent des maisons assez vastes et jouissent d'une certaine aisance, et que nous avons constamment vu les personnes aisées être frappées dans une proportion très-faible en comparaison des prolétaires.

Septième exemple. Ce n'est pas seulement dans la forme épidémique que nous avons pu vérifier la réalité de la contagion du typhus. Il nous a été donné de l'observer également dans des cas sporadiques. Nous donnerons quelques exemples choisis entre mille.

Dans l'année 1859, nous donnions des soins à une demoiselle atteinte de fièvre typhoïde. En ce moment, il n'y avait dans la commune aucun autre cas de cette maladie. Mais en même temps, nous nous rendions journellement dans une autre maison de la même localité pour y donner des soins à un vieillard atteint de paralysie de la vessie. La fille de cet homme le soignait avec un dévouement remarquable, et nous aidait pendant les visites que nous fesions à son père. Au bout de quelques jours, elle fut obligée de s'aliter atteinte de la fièvre typhoïde. Nous le répétons, il n'y avait alors à notre connaissance aucun autre cas de fièvre typhoïde dans la commune; notre seconde malade demeurait à une assez forte distance de la première, et il n'y avait pas de relation entre les personnes des deux familles. Nous ne doutons nullement que la maladie n'ait été communiquée par notre intermédiaire. Une jeune sœur-noire donnant des soins à notre première malade, fut également atteinte par le mal.

Huitième exemple. Les deux cas suivants ont été observés dans notre propre famille.

Mme P...., habitant la petite ville de T..., avait pris comme

servante une fille de la campagne. C'était en 1864. Aucun cas
de typhus n'existait dans le voisinage, ni même dans le reste
de la ville. Cela n'empêcha pas la jeune servante de contracter un typhus, qui prit dès le commencement un caractère
alarmant. Le changement d'habitudes et l'influence qu'exerce
habituellement l'air des villes sur les personnes qui y arrivent
de la campagne, en furent probablement les causes. Craignant
que la maladie ne se communiquât à son jeune enfant, Ma-
dame P.... se vit obligée de laisser conduire sa servante à
l'hôpital, où elle succomba. Deux jours après le départ de la
servante, le jeune garçon, âgé de quatre ans, commença à se
plaindre d'anorexie, accompagnée de céphalalgie, de fièvre et
d'autres précurseurs du typhus. La maladie ne tarda pas à
éclater en effet, mais elle ne prit pas une très-grande gravité,
et au bout de quinze jours, le jeune malade entra en convalescence.

Neuvième exemple. Mademoiselle B...., se trouvant dans
un pensionnat à Bruxelles, y fut atteinte de fièvre typhoïde.
Ses parents, habitant la même ville de T...., la firent retourner
à la maison paternelle, aussitôt qu'ils furent informés de la
gravité de l'état de leur fille. Il n'y avait pas alors d'épidémie
régnante. La maladie parcourut rapidement et régulièrement
ses périodes, et au bout de trois semaines, la jeune fille se
trouva convalescente. Cependant le rétablissement complet se
fit longtemps attendre. La convalescence était à peine com-
mencée, que la servante de la maison, plus âgée que Mademoiselle B.... d'une dizaine d'années, fut atteinte à son tour.
Chez elle aussi la maladie prit une tournure favorable.

Dixième et onzième exemples. Ces deux exemples de contagion sont très-récents. Au commencement de l'année 1865,
deux filles de fermiers aisés, habitant nos environs, se mariè-
rent et allèrent s'établir à l'intérieur de la ville. Presque
simultanément l'une et l'autre gagnèrent la fièvre typhoïde.
Elles furent assistées pendant leur maladie, l'une par sa mère,
âgée de soixante ans, et ayant déjà subi une première atteinte

du mal il y a une vingtaine d'années, l'autre par sa sœur,
âgée de vingt-cinq ans. Ces deux personnes tombèrent malades
peu de temps après, et l'une, la plus âgée, resta pendant
plus de cinq semaines dans une position très-grave; cependant
toutes deux finirent par se réfablir. Une jeune servante, qui
avait également donné des soins à une des premières malades,
fut moins heureuse; elle avait quitté la maison de ses maîtres,
lorsqu'elle s'était sentie indisposée, pour se rendre chez ses
parents habitant la commune de Saint-Gilles; elle y succomba
pendant le second septenaire de la maladie.

Nous voyons ici à la fois l'influence pernicieuse du changement d'air chez les personnes qui quittent la campagne pour
aller habiter la ville, et la facilité avec laquelle la maladie se
communique aux personnes qui entourent le malade.

Ce qui a dû rendre la transmission par contagion plus fréquente et plus facile, ce sont les mauvaises conditions hygiéniques dans lesquelles se trouvent nos populations agricoles.
Nous avons parlé de l'exiguité et de la malpropreté des habitations, de l'entassement de tous les membres de la famille
dans une seule pièce, qui sert souvent aussi à des animaux
domestiques. Si on ajoute que dans la plupart des communes
n'existent pas d'hôpitaux destinés à isoler les malades atteints
de maladies contagieuses, on ne sera plus étonné que la fièvre
typhoïde, une fois introduite dans une famille, ne la quitte
souvent qu'après s'être étendue sur tous les membres. La
misère avait encore contribué à augmenter l'encombrement.
Dans un but d'économie, des familles réunissaient leurs ressources pour habiter en commun une maison déjà insuffisante
pour une seule famille. Les émotions morales tristes, le chagrin de voir leurs parents malades, uni au regret de les avoir
perdus et surtout la peur, doivent rendre les individus plus
aptes à contracter le fléau. Dans les temps de disette, à ces
causes doivent se joindre la mauvaise nourriture et la faiblesse
qui en est la conséquence; l'absorption des principes putrides

doit se faire plus activement quand le système sanguin est moins rempli et le sang plus séreux. Nous n'avons pas remarqué, comme le public le croit généralement, comme certains médecins (M. Putégnat entre autres) ont voulu l'établir en axiome, que les personnes les plus fortes sont plus aptes à être atteintes par le typhus et en guérissent moins facilement. Cette opinion est contraire à notre observation et en désaccord avec les idées que nous avons exprimées quant à la nature et aux causes de la maladie.

Quant à l'*âge*, nous n'avons pas trouvé que la vieillesse ou l'extrême jeunesse fussent à l'abri de la contagion. Nous avons soigné beaucoup de jeunes enfants atteints de fièvre typhoïde, nous en avons même perdu quelques-uns, mais en général, le mal a paru chez avec des caractères moins graves. Quant aux vieillards, le nombre de ceux que nous avons traités a été peu considérable ; devons-nous l'attribuer au petit nombre de personnes qui atteignent un âge avancé ou à la présomption d'une atteinte antérieure ?

Une atteinte antérieure n'est pas non plus une immunité absolue. Nous avons observé quelques récidives par nous-mêmes ; il en existe encore d'autres à notre connaissance, qui nous paraissent irréfutables. Nous pouvons citer entre autres M. le professeur Van Coetsem, de l'Université de Gand, qui fut atteint, à deux reprises, de fièvre typhoïde bien caractérisée (*Leçons orales de pathologie interne*). La malade citée dans l'observation onzième en est encore un exemple.

M. Trousseau, dans sa clinique médicale, a écrit les lignes suivantes, en parlant de la fièvre typhoïde :

« Voyons donc quelles sont les conditions de son développement. Il faut les chercher d'une part en dehors de l'individu, d'autre part dans l'individu lui-même. Les premières seraient les causes occasionnelles, autres que la contagion, qui est la principale ; les secondes seraient les causes prédisposantes ; les unes et les autres sont, pour la plupart d'ailleurs, difficiles à connaître. Ce serait nous engager sur le terrain des banalités que de vous parler de l'influence d'un air vicié par des émanations putrides, de l'usage des aliments gâtés, des boissons corrompues, etc., toutes ces causes hypothétiques, que rien ne prouve; je ne dirai pas davantage de l'influence des émotions morales, des excès de fatigue, des constitutions, des tempéraments, des sexes que l'on se croit toujours obligé d'invoquer; mais je m'arrêterai un instant sur la question de l'âge et sur la question de l'encombrement et de l'acclimatement. »

Ces paroles, venant d'une autorité aussi respectable, n'étaient guère propres à nous encourager dans l'étude de la question que nous venons de traiter. Elles ne nous ont cependant pas empêché d'y persister, persuadé que c'est aux médecins pratiquant dans les petites localités à élucider les questions se rattachant à l'étiologie des affections épidémiques. La Société appréciera jusqu'à quel point nous avons réussi dans notre tâche.

DEUXIÈME PARTIE.

—

MOYENS PRÉVENTIFS.

————

L'étude des causes des maladies serait stérile si elle ne devait aboutir qu'à des connaissances théoriques. Elle doit avoir pour but et pour corollaire la recherche des moyens les plus propres pour les combattre, et, ce qui vaut mieux encore, pour en prévenir l'explosion. Tel sera l'objet de la seconde partie de ce travail.

Nous avons vu le rôle important que joue la *misère* dans la production des épidémies de fièvre typhoïde. Il appartient moins aux médecins qu'aux économistes d'indiquer les moyens les plus convenables pour combattre le paupérisme et augmenter le bien-être des populations. Encore le gouvernement le mieux organisé ne pourra-t-il toujours prévenir les désastreux effets de la disette, alors surtout que, comme nous l'avons vu en 1846, plusieurs produits alimentaires des plus importants se trouvent à la fois attaqués et qu'à cette calamité se joint l'état de souffrance d'une industrie importante.

Il appartient aux administrations de prendre des mesures pour obvier aux désastreux effets de la misère. A côté des bureaux de bienfaisance, dont l'action et les ressources sont limitées, les autorités devront encourager l'établissement des *sociétés charitables* destinées à venir en aide aux malheureux, n'importe sous quel drapeau politique ou sous quelle bannière religieuse ces sociétés s'organisent. Quelque louable que soit le but de ces réunions, quelques services elles aient déjà rendus et soient encore appelées à rendre, nous leur préférons infiniment les *associations de secours mutuels*, où l'ouvrier, de ses propres économies, se crée un fonds destiné à le soutenir, ainsi que sa famille, pendant le temps où l'ouvrage chôme ou que la maladie le tient à l'hôpital. On l'a dit avant nous : autant l'aumône avilit et démoralise, autant les secours créés par une sage prévoyance honorent l'ouvrier et l'annoblissent à ses propres yeux.

Les associations ouvrières, établies depuis peu d'années, ont déjà produit des résultats qui étonnent à bon droit l'observateur. Ces résultats ont contribué à les répandre partout et à les développer avec un succès, qui est un sûr garant de leur conservation. C'est en Angleterre, dans le pays par excellence des associations et des essais, que ces sociétés ont pris naissance et ont acquis le plus de développement. C'est ainsi que les ouvriers de Rochdale, d'abord réunis en société pour l'achat des denrées de première nécessité, encouragés par le succès, ont fait l'acquisition d'une usine importante, dont ils sont à la fois les ouvriers, les directeurs et les propriétaires. On comprend qu'un pareil exemple était bien propre à trouver des imitateurs; aussi, en 1860, comptait-on dans l'Angleterre seule trente-et-une associations de ce genre, possédant un capital industriel de vingt-huit millions de francs, rapportant des intérêts considérables et fournissant de l'ouvrage à de nombreuses populations.

Ces résultats matériels sont splendides, ils dépassent tout ce que l'imagination des fondateurs avait pu se représenter de plus favorable. Cependant ils sont dépassés encore par les résultats moraux. On ne saurait se figurer la noblesse des sentiments, les idées d'ordre et d'économie que ces sociétés inspirent à leurs membres. Et sous ce rapport, on est unanime pour déclarer qu'elles l'emportent sur les sociétés de tempérance, qui en Angleterre et en Amérique ont fait plus d'hypocrites qu'elles n'ont corrigé d'ivrognes.

L'Angleterre a également donné naissance à des *sociétés* ayant pour objet de faire, moyennant caution et à un intérêt ordinaire, des *avances* qui ne dépassent pas 15 livres sterl. Celles qui soumettent leurs statuts à l'approbation du gouvernement, ont droit à certains priviléges (1).

D'après les derniers rapports, on comptait 600 de ces assotions enregistrées au 31 décembre 1862. Les demandes de prêts s'élevaient à 176,439, sur lesquelles un dixième à peine (15,289) n'avait pas été suivi d'effet; le montant des prêts consentis s'élevait à 764,487 liv. st. (19,124,675 fr.), et les créances des associations figuraient aux bilans du 31 décembre 1862 pour la somme de 454,359 liv. st. (11,358,975 fr.). Les emprunteurs avaient payé en intérêts la somme de 37,220 liv. st. (930,500 fr.); les associations avaient, de leur côté, déboursé 26,179 liv. st. (654,475 fr.) en intérêts servis aux actionnaires et déposants.

La Hollande a aussi depuis quelques années des *caisses de prêt* (*hulpbanken*); elles tendent à se multiplier et sont surtout utiles aux artisans et aux autres détaillants. Les prêts sont de 5 à 100 florins, et le petit commerce, dont le roulement est souvent de 50 p. % par semaine, y trouve de grandes facilités. Nous remarquons avec plaisir, qu'une des premières conditions des statuts porte que, pour jouir des bienfaits des associations, il est requis de savoir *lire et écrire* et de se rendre digne d'assistance par sa moralité et son travail.

Des institutions analogues existent à Hambourg, en Suisse et en Italie. Leur principe constitutif est de ne prêter qu'à l'ouvrier rangé, qui offre une caution, et seulement comme avance pour un travail productif. Les remboursements s'y font de semaine en semaine, ou de mois en mois avec prélèvement d'un intérêt modique. On n'y prête jamais à ceux qui se livrent à la dissipation et au désordre.

---

(1) Commission permanente des associations mutuelles. — Rapport de 1862, présenté à M. le Ministre de l'intérieur. Bruxelles, 1864.

Les sociétés de prêts, comparativement aux monts de piété, ont réalisé une amélioration incontestable; mais l'assistance y a conservé une part trop grande. Complétement étranger à l'organisation de ces établissements, l'ouvrier y fait avec répugnance l'aveu de ses besoins, et sa dignité souffre des démarches qu'il est obligé de faire pour trouver des cautions suffisantes.

Tout change lorsque les versements faits à une caisse, donnent à ceux qui l'ont créée, le droit d'y demander du crédit. Aussi est-ce sur le principe de l'union et de la solidarité qu'ont été fondées en Prusse les *banques d'avances* ou *banques populaires*.

Le capital se forme au moyen de versements successifs, faits par les sociétaires. Le droit d'entrée est de 1 thaler. La cotisation mensuelle est de 2 1/2 à 5 silber gros (30 à 60 centim.)

Les versements sont inscrits au nom de chaque sociétaire et lui constitue un avoir au prorata duquel il participe aux bénéfices que peuvent laisser, au bout de l'année, les opérations sociales. Les cotisations du sociétaire cessent quand son avoir a atteint une certaine somme fixée par les statuts (de 50 à 150 francs), pour laquelle il reçoit un titre (action). Quand cessent ses cotisations, il est libre de verser ses épargnes comme dépôt portant intérêt à la caisse sociale. Au capital de la banque viennent s'ajouter les sommes qu'elle emprunte au dehors avec la garantie solidaire de tous les associés.

Le crédit de chaque associé contre sa signature est limité au montant de son avoir; au-delà l'on exige la signature d'un ou de deux ou trois autres sociétaires qui répondent pour lui. Le prêt se fait ordinairement pour la durée de trois mois, mais il peut être renouvelé à l'échéance. L'intérêt que paient les emprunteurs varie de 6 à 9 p. % en moyenne. Mais une partie de cet intérêt leur revient à titre de dividendes.

La première *banque d'avances* fut fondée en 1850 dans la ville d'Eisleben, et treize ans après, l'Allemagne entière en comptait de 550 à 600. Sur ce nombre, 243 ont publié leurs comptes pour l'année 1862. En voici le résumé sommaire :

Ces 243 banques ou sociétés d'avances avaient 69,202 sociétaires; le solde créancier des sociétaires s'élevait à 4,498,290 francs, et leurs versements en compte courant à 10,213,315 fr.; le fonds de réserve était de 498,350 fr., et les banques détenaient un capital emprunté de 12,903,875 francs; les fonds à leur disposition se montaient donc ensemble à 27,715,480 francs. Les avances faites aux sociétaires dans le courant de l'année atteignaient le chiffre de 88,778,480 francs, et avaient rapporté 1,772,490 francs en intérêts et provisions; de leur côté, les banques avaient payé 1,031,970 francs en intérêts, 402,300 francs en frais d'administration et réalisé un bénéfice net de 404,800 francs.

Nos populations flamandes, plus calmes, moins audacieuses et moins instruites, ne sont peut-être pas mûres pour d'aussi vastes entreprises. Cependant nous voyons avec bonheur, dans les centres industriels, se créer des associations mutuelles, destinées à procurer aux ouvriers malades des secours en argent et des soins médicaux. D'autres ont pour but d'acheter en grandes quantités, et par conséquent à des prix réduits, des provisions pour l'hiver. Dans les grandes villes, à Gand par exemple, se sont formées des alliances destinées à réunir des ressources pour parer aux éventualités de chomage. Dans la plupart de nos communes rurales se trouvent des établissements industriels, dont les ouvriers pourraient facilement, sous la direction des patrons, se constituer en *sociétés d'assistance*. Nous connaissons près de nous une commune (Grembergen, près de Termonde), où n'existe aucune usine importante et où, depuis plusieurs années, fonctionne une société de secours mutuels. Les petites communes présentent même un certain avantage sur les grandes villes, c'est que les membres de la société, se connaissant tous, se surveillent les uns les autres et empêchent que le secours destiné à soutenir le malade, encourage la fraude et nourrisse la paresse.

Voici, d'après des documents officiels, le nombre des sociétés d'assistance mutuelle en Belgique, et leur importance à la fin de l'année 1862.

1º Sociétés de secours mutuels reconnues. Elles sont au nombre de quarante.

Nombre des membres honoraires . . .   812
  „   „   effectifs.
  „   „   hommes   6,496
  „   „   femmes.   182
Cotisation des membres honoraires . .   7,367
  „   „   effectifs. . . . 62,286,63
Total des recettes 88,451,61
Total des dépenses. 76,849,63

Les dépenses ont eu pour objet de donner des secours pécuniaires aux malades, de payer les honoraires des médecins, les médicaments, de secourir les infirmes, de payer les funérailles.

2º Sociétés de secours mutuels non reconnues. Elles sont au nombre de quatre-vingt-douze (année 1862).

Nombre de membres honoraires   1079
  „   „   effectifs.
  „   „   hommes   15,850
  „   „   femmes   1,769
Total des recettes. . . . . . .   Fr. 291,152,57
Total des dépenses . . . . . .   Fr. 255,167,88

Il existe en outre une douzaine de sociétés destinées à l'achat des provisions d'hiver. Leur situation est en général favorable, mais l'élément charitable y domine complétement; elles doivent plutôt être classées parmi les sociétés de bienfaisance.

Le rapport de la commission permanente des sociétés de secours mutuels, présenté au Ministre de l'intérieur cette année et dont nous avons extrait les détails qui précèdent, constate un double progrès : d'une part, le nombre des sociétés de secours mutuels s'est sensiblement accrue, de l'autre, la plupart des sociétés se soumettent au contrôle de la commission centrale et lui communiquent le résumé de leurs comptes. Une partie de ces progrès est due à l'initiative du

gouvernement qui, par un arrêté royal du 9 avril 1862, a
établi un système de récompenses et d'encouragements, et a
institué un concours triennal entre les diverses sociétés.

Revenons aux sociétés charitables et aux administrations
des bureaux de bienfaisance. Il serait à désirer que les secours
fussent autant qu'on pourra distribués en nature, et le moins
possible en argent. L'argent, nous ne le savons que trop, est
souvent détourné de sa destination. Il serait même avantageux
que les secours eussent rarement le caractère de l'aumône;
ce ne sera que dans les familles où ne se trouvent pas de
personnes valides qu'ils pourront se donner sous cette forme.
Il n'existe pas de commune où on ne puisse exécuter utile-
ment des travaux de terrassements, de nivelage ou d'autres,
pour lesquele il n'est point nécessaire d'avoir une aptitude
spéciale ou de connaissances techniques. C'est à ces sortes
de travaux qu'on emploiera les ouvriers momentanément
sans ouvrage; on y trouvera le double avantage d'améliorer
la voirie, d'assainir les villages et de distribuer des secours
sous une forme déguisée et non humiliante.

L'institution des *ateliers d'apprentissage* a déjà rendu de
grands services. En règle générale cependant, l'établissement
d'exploitations industrielles doit appartenir à l'initiative des
particuliers. Les autorités pourront venir en aide à ceux-ci,
soit en leur vendant à bas prix les terrains nécessaires à leur
industrie, soit en leur donnant d'autres facilités. On tâchera,
si c'est possible, d'établir dans une même commune deux
industries différentes, et on engagera les chefs de famille à
distribuer leurs travailleurs dans plusieurs établissements,
afin que le chômage de l'un n'entraîne pas la perte de tout le
salaire du ménage.

La *construction des maisons*, dans les campagnes, est presque
partout extrêmement vicieuse. Malgré les efforts des comices
agricoles, malgré de nombreuses conférences, on roule avec

obstination dans l'ancienne ornière; à peine si de loin en loin on trouve quelques fermes-modèles, construites selon des idées plus saines et dans de meilleures conditions hygiéniques. Il est du devoir des autorités d'empêcher de construire de nouvelles bâtisses d'après les anciens errements. A l'imitation de ce qui se fait dans les villes, on devra indiquer la hauteur *minimum* du bâtiment, les dimensions de chaque étage, la qualité des matériaux à employer. On disposera dans les bureaux de la commune des plans de maisons-modèles, et on engagera les propriétaires par de sages conseils, et même en les exemptant de contributions pendant un certain temps, à bâtir selon les modèles proposés.

C'est surtout sur la construction des maisons destinées à loger les ouvriers, que les administrations communales devront exercer une active surveillance. Les médecins, les curés, les administrateurs des bureaux de bienfaisance, les membres des sociétés charitables, qui visitent les pauvres à domicile, ont pu voir ces repaires, indignes du nom de maison, composés souvent d'une seule chambre, servant à la fois de cuisine, de chambre à coucher pour la famille et même souvent pour les animaux domestiques. On sait combien est élevé le prix de la plus misérable bicoque; si on le compare avec le capital qu'elle représente, en tenant compte de l'étendue et du nombre de places habitables qu'elle renferme, on s'aperçoit que le pauvre paie un loyer relatif bien plus élevé que le bourgeois aisé. Qu'au moins, on fasse en sorte que pour prix de ce loyer exagéré, on lui laisse occuper une habitation saine, bien aérée, et non un bouge malsain où il perd ses forces et détruit sa santé!

Voici quelques conseils, que nous croyons pouvoir donner aux administrations communales, dans le but de rendre plus saines les habitations ouvrières.

1° Déterminer la hauteur et l'étendue *minima* des maisons, ainsi que cela se pratique dans les grandes villes. Nous croyons qu'il faut au moins une superficie de 12 mètres carrés pour une élévation de 7, pour donner à une famille ordinaire la quantité d'air nécessaire.

2° Ordonner que toute maison d'ouvrier ait au moins deux chambres habitables. Cette mesure est indiquée aussi bien dans l'intérêt de la morale que dans celui de l'hygiène.

3° Déterminer le nombre et la grandeur des fenêtres, ordonner que celles-ci soient construites de manière à pouvoir s'ouvrir. Nous voyons dans beaucoup de maisons et même dans de bâtiments appartenant aux communes, des croisées en fer qui ne satisfont pas à cette condition. On oublie que la fenêtre ne doit pas seulement laisser passer la lumière, mais encore l'air respirable. C'est également ce qu'ont perdu de vue les législateurs, qui ont établi les fenêtres comme la principale base pour établir la contribution personnelle.

4° Dans les communes très-populeuses, surtout celles qui contiennent un grand nombre d'ouvriers, on favorisera l'établissement des cités ouvrières. Il serait donc à désirer qu'on pût organiser ces dernières de telle manière que l'ouvrier, au moyen d'un supplément ajouté à son loyer et payé hebdomadairement comme celui-ci, devint, au bout de quelques années, propriétaire de son habitation. Des établissements de ce genre fonctionnent avec succès dans les villes et dans quelques villages manufacturiers de l'Angleterre et de l'Allemagne. Tout récemment aussi une société s'est constituée à Lille dans le même but, sous le patronage et avec la garantie du conseil municipal.

C'est surtout à Mulhouse que le système des cités ouvrières a reçu d'utiles applications. Nous demandons la permission de citer une des plus belles pages de J. Simon, où il peint admirablement les avantages de ces établissements.

« Il y a deux sortes de maisons dans la cité ouvrière de Mulhouse. Les unes sont isolées de tous les côtés au milieu d'un jardin, les autres sont alignées côte à côte comme les maisons d'une rue ordinaire. Chacune des maisons isolées est divisée par des murs de refend en quatre logements parfaitement semblables, qui se louent et se vendent séparément. Tous les logements affectés à l'habitation d'un ménage ont la même dimension et ne diffèrent que par quelques détails insignifiants de distribution intérieure. Au rez-de-chaussée deux pièces, dont l'une sert de cuisine et de salle à manger, l'autre de chambre à coucher au père et à la mère. L'escalier est ordinairement placé dans cette seconde chambre, pour que les enfants ne puissent ni entrer ni sortir à l'insu du chef de la famille. L'étage se compose de trois chambres à coucher et d'un privé bien établi, qu'il est facile de tenir proprement et qui ne donne pas d'odeur. Le grenier est assez vaste, et on peut, au besoin, y ménager une chambrette. Sous une partie du rez-de-chaussée règne un cellier voûté, qui sert en même temps de bûcher et de cave. Les fenêtres sont à deux vantaux et de belle grandeur; la principale pièce du rez-de-chaussée en a deux, qui ne prennent pas jour sur la même façade et sont disposées de façon à permettre de bien ventiler l'appartement. Il y a de bons placards, des escaliers commodes, des fourneaux, une pompe; en un mot, tous les besoins de la famille sont prévus. Tout concourt à rendre la propreté et la décence faciles.

« Les arrangements qui dépendent du locataire sont en général bien entendus, et ne manquent pas d'une certaine élégance. En voyant ces planchers bien frottés, ces rideaux bien blancs aux fenêtres, ces jolis papiers, ces meubles solides et bien entretenus, on se rappelle involontairement les misérables logements de la Kallenbach à Thann (1). Il ne faut qu'une heure pour y aller, et de toutes les rues de la cité on aperçoit à l'horizon les montagnes couvertes de neige au pied desquelles la ville de Thann est bâtie.

---

(1) Et les bataillons carrés de Gand, de Termonde et d'autres? Et les bouges où demeurent nos ouvriers à la campagne?

« L'organisateur de la cité de Mulhouse aurait pu, sans trop de dépense, rendre les maisons plus vastes; mais il ne l'a pas voulu, pour qu'on ne fut pas tenté de sous-louer. La présence d'un étranger ôte toujours quelque chose à l'intimité du foyer. Chaque groupe de maisons avec les jardins couvre 150 mètres carrés. Les jardins sont bien cultivés. Les ouvriers, en revenant de la fabrique, ne se trouvent pas trop fatigués pour faire un peu de jardinage. Ce travail en plein air les délasse. C'est une émulation entre eux à qui aura les plus belles fleurs. Ils se prennent de passion pour leurs légumes et leurs plates bandes. L'eau ne leur manque pas, et l'administration place dans chaque jardin deux arbres à fruit. M. Bernard (le constructeur de la cité) pense que le produit d'un jardin bien cultivé, en légumes et en fruits, peut être estimé à quarante francs par année. » (J. SIMON, *l'Ouvrière*).

Sans doute ce système n'est pas parfait. Quant à nous, nous voudrions voir disparaître ces privés soi-disant inodores de l'intérieur de la maison pour les voir établir à l'extérieur. Nous voudrions aussi, comme l'a fait observer M. Burggraeve, voir donner à chaque ménage une cour séparée, pour que chacun puisse, selon le mot de Napoléon Ier, *laver son linge sale en famille*. Malgré ces quelques défauts de détail faciles à éviter, nous serions heureux de voir ce système appliqué aux demeures de nos ouvriers des villes et des communes.

5⁰ Défendre d'établir des habitations adossées aux digues des rivières et des canaux. Cela se pratique dans les *polders;* ces constructions sont constamment humides. Le vent retenu par la digue passe par-dessus les maisons et ne peut servir à renouveler l'air et à le débarrasser des miasmes et des brouillards qui s'élèvent continuellement à la surface des terres basses et marécageuses.

6⁰ Empêcher d'élever des habitations à une trop faible distance des prairies irriguées, et de rouir le lin et le chanvre dans le voisinage des maisons et le long des routes.

7º Défendre d'une manière absolue de laisser construire des maisons en torchis de paille et de roseaux. Les murs ainsi faits ne se prêtent pas au nettoyage et retiennent dans leurs pores les miasmes putrides.

8º Faire déclarer inhabitables les maisons dont les murs sont trop humides. Dans celles où ce défaut existe à un moindre degré, faire couvrir de planches les murs le long desquels l'eau suinte. Aux propriétaires qui ne sauraient, faute de ressources pécuniaires, subvenir à ces dépenses, on avancera les fonds nécessaires, sauf à les recupérer sur le prix du loyer.

9º Veiller à ce que toutes les maisons d'ouvriers soient badigeonnées au moins une fois par an, et même plus souvent en temps d'épidémie. En cas de négligence, faire exécuter la prescription aux frais du propriétaire.

10º Instituer partout des prix de propreté; cette excellente institution n'est jusqu'à présent en vigueur que dans les villes. Elle y a produit une émulation salutaire. Nous désirons vivement la voir répandre dans les communes rurales, où la propreté laisse en général beaucoup à désirer. Les prix devront toujours consister en objets d'un usage domestique.

11º On établira dans les villages des commissions d'hygiène semblables à celles qui fonctionnent dans les villes. Les membres de ces commissions feront de fréquentes visites dans toutes les maisons des ouvriers, et veilleront à l'exécution des réglements de salubrité publique. Le médecin, le curé et un ou deux membres de l'administration du bureau de bienfaisance devront toujours être membres de la commission. Le médecin prêtera à la commission l'appui de sa science et de son expérience, il indiquera les inconvénients et les dangers des abus qu'il rencontrera. Le curé seul a dans les campagnes une autorité morale suffisante pour agir sur l'esprit des masses. Sa parole toute puissante sur le peuple, fera accepter comme des vérités indiscutables, les préceptes de l'hygiène, qui dans la bouche d'un autre paraîtraient des pratiques vaines, ou une recherches raffinée. Au membre du bureau de bienfaisance appartient de sanctionner ces recommandations, de les rendre obligatoires par la menace de la suppression des secours.

12º C'est par ces mêmes moyens de persuasion et même d'intimidaiion, qu'on devra tâcher de diminuer le nombre des animaux domestiques inutiles, car nous n'entendons nullement empêcher l'ouvrier de tenir des chiens destinés à l'assister dans l'exercice d'une profession. Nous voulons seulement faire la guerre à ces animaux qui ne servent qu'à la satisfaction d'un caprice ou d'un amour-propre déplacé, et nuisent à leur maître en augmentant l'encombrement, en multipliant la vermine et en corrompant l'air par leurs exhalaisons malsaines.

13º Il serait à désirer que les instituteurs fussent chargés de donner des conférences dans lesquelles ils traiteraient les questions d'hygiène, et feraient connaître les principes de la culture, ainsi que les perfectionnements destinés à faciliter la besogne de l'ouvrier et à augmenter le rendement des terres.

Deux autres catégories d'établissements, qui se rapprochent des habitations, doivent fixer notre attention, ce sont les *écoles* et les *manufactures*.

Nous avons vu dans la première partie de ce travail, combien la construction des écoles laisse encore à désirer sous le rapport de l'hygiène; nous avons dit qu'elles ont été souvent des foyers d'où sont sorties des épidémies meurtrières.

Qu'il nous soit permis de traiter avec quelques détails les questions se rattachant à l'instruction. Quoique se rapportant plus particulièrement à l'ordre moral, ces questions ont des rapports nombreux avec la médecine et l'hygiène, et s'il est vrai, que l'esprit, pour avoir toute sa vigueur et sa lucidité, doit habiter un corps sain (*mens sana in corpore sano*), on peut ajouter que c'est par l'esprit que doivent s'introduire les perfectionnements destinés à améliorer la santé, et à accroître le bien-être des masses. C'est par les livres, les journaux, les almanachs, qu'on doit vulgariser les grandes vérités se rattachant aux progrès à introduire dans l'agriculture, dans l'industrie, dans l'hygiène publique. Au lieu de repaître les esprits de niaiseries dignes des temps d'ignorance, au lieu d'entretenir les cultivateurs dans des pratiques stupides basées sur la lune et les étoiles, que nos faiseurs d'almanachs tâchent de répandre les saines doctrines sur la culture, d'introduire les machines agricoles, destinées à augmenter le revenu des terres, et à diminuer la somme des fatigues nécessaires pour les cultiver.

Ce point nous amène à la question de savoir s'il convient de rendre l'instruction obligatoire. Qu'il nous soit permis de déclarer, quoique ceci nous éloigne un peu de notre sujet, que nous sommes partisans du principe de l'obligation. Ce qui nous étonne, c'est que des esprits sérieux, des amis du progrès, aient pu s'opposer à cette doctrine, sous prétexte qu'elle porte atteinte à la liberté individuelle et que les pouvoirs d'un gouvernement ne vont pas jusques là. Étrange scrupule! Ainsi donc, on pourra arracher un fils des bras de son vieux père, de sa mère infirme; on pourra, pendant les plus belles années de sa vie, l'envoyer dans une partie du pays, dont il ne connaît ni les mœurs ni la langue; on pourra l'employer à des travaux de terrassements qui lui donnent les fièvres; on l'empêche de rendre l'honneur à une pauvre fille et de légitimer ses enfants, sous prétexte qu'il n'a pas entièrement satisfait à la milice; et cette même société ne pourra contraindre des enfants de dix ans de fréquenter pendant quatre heures par jour une école, au lieu de vagabonder dans les rues, de mendier dans les fermes et de voler dans les jardins.

Une objection plus sérieuse est la suivante : en envoyant

les enfants à l'école, dit-on, vous privez la famille du travail d'un de ses membres, vous détruisez une des sources de son bien-être. A cela nous répondons, que nous n'entendons pas par l'instruction obligatoire la nécessité d'envoyer les enfants à l'école depuis le matin jusqu'au soir; non certes, nous sommes persuadé, au contraire, qu'on prolonge en général outre mesure les heures des classes. Nous croyons qu'on pourrait, en une heure par jour, obtenir les mêmes résultats que par de séances plus prolongées. On évitera ainsi de fatiguer l'esprit et on permettra d'utiliser le travail de l'enfant dans la mesure de ses forces.

Ce qui empêche encore la fréquentation des écoles par certains enfants d'ouvriers, c'est la nécessité de faire surveiller les enfants les plus jeunes par les aînés, dans l'absence des parents. Quand l'institution des crèches et des écoles gardiennes aura pénétré dans toutes les communes, comme nous espérons qu'elle le fera avant peu, cet obstacle disparaîtra (1). Mais si nous désirons voir donner l'instruction à tout le monde, c'est à condition de mettre à la disposition des enfants des locaux établis dans des conditions telles, que le tort qu'ils occasionnent à la santé, ne compense les avantages qui doivent en résulter pour l'esprit. Il faut que l'école soit établie dans un lieu élevé, sec, où la lumière pénètre et où l'air circule librement, qu'elle soit isolée des autres habitations, et particulièrement éloignée das cimetières et des établissements industriels répandant des odeurs malsaines. Les écoles des campagnes laissent beaucoup à désirer sous ce rapport. Dans plusieurs villages, nous pourrions en citer autour de nous, les fenêtres des écoles s'ouvrent sur des cimetières ou sont contiguës à des enclos malpropres et insa-

---

(1) En attendant que les Chambres adoptent une loi qui rende l'enseignement obligatoire, les administrations communales, aidées des administrations de bienfaisance, pourraient atteindre le même but, en retirant les secours aux parents qui refuseraient d'envoyer leurs enfants dans une école quelconque.

lubres (1). Il faut que les locaux aient une capacité proportionnée au nombre des élèves qu'ils doivent contenir.

Quelque vastes que soient les salles, jamais on ne pourra en conserver l'air dans un état de pureté satisfaisante, si on ne le renouvelle par la ventilation. On ménagera en conséquence des prises d'air débouchant dans la salle au-dessus de la tête des enfants, de manière à éviter des refroidissements et des courants d'air. On donnera issue à l'air corrompu par des ouvertures placées à la partie supérieure. Pendant l'été, on recommandera de laisser ouvertes les fenêtres opposées au soleil; pendant l'hiver, le feu placé dans la salle amènera un supplément de ventilation.

Ce que nous avons dit des écoles peut également s'appliquer aux usines. Il ne faut pas que, par une négligence coupable ou dans le but de diminuer les dépenses d'établissement et d'achat de terrain, les propriétaires des manufactures entassent leurs ouvriers dans des locaux insuffisants. Les fabriques érigées dans les grandes villes, telles qu'à Gand, sont assez bien établies quant à la proportion d'air respirable. Au rapport de MM. Mareska et Heyman (2), dans la plupart des établissements de Gand, les ouvriers ont jusqu'à 44 mètres cubes d'air par ouvrier. Il n'en est pas ainsi à la campagne, et cet abus est d'autant plus impardonnable que les terrains sont, comparativement à ceux des villes, à des prix insignifiants.

La ventilation dans les ateliers laisse encore beaucoup à désirer, elle est loin de suffire pour renouveler l'air corrompu par la respiration et sali par les émanations et les poussières

---

(1) On a calculé qu'il fallait donner aux classes et aux salles d'études, où les élèves séjournent deux à trois heures le matin et autant l'après-midi, une capacité telle qu'il y eut au moins 6 mètres cubes par individu. Combien de nos écoles satisfont à ces conditions?

(2) Enquête sur le travail et la condition physique et morale des ouvriers employés dans les manufactures de coton de Gand. 1845.

résultant de la fabrication. Il convient que les autorités, avant d'approuver les plans des établissements projetés, s'assurent si leur étendue est proportionnée au nombre d'ouvriers qu'ils sont destinés à contenir, et si les moyens de ventilation paraissent suffisants. On sera surtout sévère pour les industries où on met en œuvre des matières souvent en décomposition, et pour celles qui donnent lieu à des poussières ou à des vapeurs irritantes et infectes.

Il serait à désirer que le gouvernement limitât par une loi le nombre d'heures de travail qu'on peut imposer aux ouvriers. Cette mesure serait particulièrement utile aux ouvriers de fabrique. Quelle que soit l'étendue d'une fabrique, il est impossible que l'air ne s'y corrompe pas par un long séjour. D'un autre côté, des veilles et des travaux prolongés sont une cause active d'épuisement; or, nous avons vu que l'affaiblissement joue un grand rôle dans les épidémies de fièvre typhoïde. Les veilles sont surtout fatales pour les enfants. C'est pour les empêcher que, dans la plupart des pays, le travail des enfants et des jeunes gens dans les fabriques a été déterminé par les lois et ordonnances, dont voici les dispositions principales.

L'emploi des enfants au-dessous de neuf ans révolus est interdit dans le royaume uni de la Grande-Bretagne, en Prusse, en Bavière, en Autriche et dans le royaume Lombardo-Vénitien; aux États-Unis, l'admission est fixée à quinze ans, et dans le grand-duché de Bade, les enfants ne sont admis qu'à onze ans; par contre, en France, ils le sont à huit ans.

Jusqu'à l'âge de douze ans, les enfants sont occupés pendant dix heures par jour en Bavière et en Autriche, et la durée du travail ne peut excéder huit heures en France. En Angleterre, elle ne peut s'élever au-delà de neuf heures jusqu'à l'âge de treize ans. En Prusse, le travail est limité à dix heures jusqu'à l'âge de seize ans.

En Autriche et dans le grand-duché de Bade, l'admission

de neuf à onze ans n'est que conditionnellle. Elle ne peut avoir lieu que pour autant que le fabricant se charge de faire instruire les enfants dans l'école de la fabrique. Sur les douze heures d'occupation, on en prend deux.

L'éducation morale et religieuse des enfants a été l'objet de la plus vive sollicitude dans tous les états d'Allemagne, et en lisant les ordonnances de ces pays, l'on regrette l'absence des mêmes soins dans les autres gouvernements.

Le maximum est de douze heures par jour, et le travail de nuit est interdit jusqu'à l'âge de dix-huit ans en Angleterre, et jusqu'à seize ans en Allemagne. En France le travail peut être prolongé au-delà dès l'âge de treize ans (MARESKA et HEYMAN, ouvrage cité).

Il est certaines autres mesures que nous recommandons aux autorités, dans le but d'empêcher la corruption de l'air, des eaux et des substances alimentaires.

1º Amélioration de la voirie. Nous le reconnaissons volontiers, depuis quelques années de notables améliorations ont été introduites dans cette partie. Cependant jusqu'à présent, on s'est plus occupé des communications entre les communes que de l'hygiène, et sous ce rapport, l'état des chemins communaux laisse beaucoup à désirer. Les ressources des communes ne permettent pas de paver toutes les rues, comme cela se pratique dans les villes; mais au moins pourrait-on empierrer ou drainer celles qui sont trop basses et marécageuses, donner aux eaux croupissantes un libre écoulement, en ménageant les pentes et en creusant de chaque côté de la route des fossés destinés à les recueillir et à les conduire aux rivières.

2º On empêchera de déposer dans les rues des corps d'animaux qui s'y décomposent et empestent l'air. On défendra également de les jeter dans les fossés et les rivières. On sait combien dans les campagnes, et même dans les villes, les sens sont souvent péniblement affectés par la présence de corps d'animaux qui pourrissent dans les rivières, infectent l'air et inspirent le dégoût aux passants. Les maladies épidémiques qui sévissent si souvent en Orient, paraissent devoir être attribuées à la mauvaise habitude de se débarrasser des charognes en les jetant dans les cours d'eau. Le choléra qui règne en ce moment au Caire et à Alexandrie (septembre 1865) n'a, disent les voyageurs compétents, d'autre origine que la décomposition dans les eaux du Nil d'une masse de cadavres d'animaux domestiques morts à la suite d'une épizootie. On sait que l'eau du Nil est en Égypte la boisson exclusive; cette circonstance vient à l'appui de ce que nous avons dit, dans la première partie, du rôle des eaux corrompues dans la production des maladies épidémiques.

3o Les magistrats surveilleront les inhumations, et les feront exécuter de la manière prescrite par la loi. Nous avons maintes fois vu enterrer des cadavres à des profondeurs insuffisantes, et nous savons que dans plusieurs endroits on est encore dans l'habitude de faire des fosses communes, dans lesquelles on enterre un grand nombre de cadavres. On se contente de jeter sur les premiers cercueils enfouis quelques pelletées de terre pour les cacher à la vue; de cette manière, la décomposition se fait presque à air libre.

4o On sait à combien de falsifications sont soumises les denrées alimentaires. Le peuple surtout, qui ne sait pas, comme les fermiers aisés, faire son pain lui-même, qui est obligé de prendre les objets de consommation dans de petits magasins, souffre plus que d'autres de ces sophistications. Ce n'est pas assez, qu'obligé de prendre tout en détail, il paie ses denrées à un prix plus élevé que le bourgeois, ces denrées ont encore subi des altérations ou des mélanges qui diminuent leurs qualités nutritives et même les rendent nuisibles. Les officiers de police doivent, par de nombreuses visites, vérifier la qualité des objets de consommation et s'assurer si les débitants se servent des mesures et des poids légaux. On empêchera le débit des viandes de mauvaise qualité provenant d'animaux atteints de maladies, ou se trouvant en état de décomposition.

5° Les administrations des bureaux de bienfaisance feront préparer pendant l'hiver, et principalement en temps de disette ou d'épidémies, des soupes nourrissantes, destinées à être distribuées gratuitement aux plus pauvres, et vendues à bas prix à ceux qui ne sont pas complétement dépourvus de ressources. Cette nourriture sera plus salutaire pour l'ouvrier que le pain dont il fait sa nourriture habituelle, faute de temps pour préparer d'autres mets.

6° Ce que nous avons dit de la production de la fièvre typhoïde par les émanations provenant des fumiers et par le mélange du contenu des fosses à purin avec les eaux ménagères, indique les changements à introduire sous ce rapport. Dans cette circonstance, nous sommes heureux de pouvoir nous adresser non seulement à la raison, mais à l'intérêt bien entendu des cultivateurs. Les agronomes sont d'accord pour admettre que dans la conservation des fumiers solides, par la méthode ordinaire, le fermier éprouve une perte réelle, par l'évaporation des gaz ammoniacaux et autres tenus en dissolution dans ces fumiers et s'y développant par la décomposition putride. Cette évaporation est encore activée par la chaleur résultant de la fermentation et du contact des rayons solaires D'un autre côté, à chaque averse, la pluie enlève une grande partie des sels et des substances albuminoïdes dissoutes, et les répand sur le sol où ils s'imbibent en partie, tandis que le reste se répand dans l'atmosphère. On évite à la fois et l'infection produite par ces substances éminemment septiques, et la perte qui en résulte pour l'agriculture, en étendant les fumiers dans des fosses maçonnées et cimentées, recouvertes d'une toiture légère, percée de quelques ouvertures en forme de cheminées. Cette toiture préserve les engrais des ardeurs du soleil et des pluies trop abondantes, et permet au fermier de les arroser en proportion des besoins de la fermentation, de manière à leur donner le degré de décomposition voulue au moment où il convient de les employer (1).

7° Les fosses à vidanges devront être également revêtues à l'intérieur d'une couche de ciment propre à empêcher le purin de s'imbiber dans le sol et de se mêler aux eaux alimentaires. Elles devront se trouver à une distance convenable des citernes et des puits.

Quant à la construction des latrines à la campagne, il est moins nécessaire qu'en ville de recourir à des moyens artificiels de ventilation. Dans les maisons particulières et les fermes, il suffira de les établir à une certaine distance de l'habitation principale, de manière à empêcher leurs émanations d'incommoder et de nuire aux habitants. Cependant, dans les grands établissements, tels que les écoles, les hospices et les manufactures, on pourra avec avantage recourir au mode d'aération introduit par Darcet et qui est fondé sur ce qu'on appelle un *système d'appel.*

Ce système, également applicable aux usines et à tous les locaux où il y a accumulation d'émanations fétides et insalubres, consiste en une ventilation qui, pour ne parler que des latrines, force les gaz se produisant dans la fosse de se diriger vers un tuyau, dans lequel l'air raréfié par la chaleur monte par sa légèreté spécifique et est remplacé dans la fosse par de l'air pur, qui s'y précipite pour remplir le vide formé. Pour chauffer l'air du tuyau d'appel, on peut se servir d'un fourneau, ou même tout simplement d'une lampe; mais le moyen le plus économique, sans contredit, c'est d'utiliser la chaleur provenant de la cheminée d'une cuisine. Il n'est pas nécessaire que du feu soit continuellement entretenu dans la cheminée, car il a été reconnu qu'une cheminée, une fois bien chauffée, peut faire l'appel pendant trois jours, sans

---

(1) A l'hôpital civil de Termonde un vaste fumier, en plein air, se trouve dans le préau où se promènent les vieillards et les convalescents.

qu'on soit obligé d'y entretenir le feu. Ce système fonctionne depuis près d'un demi-siècle à l'hôpital Saint-Louis, à Paris, et dans la plupart des latrines publiques de cette ville. Il est des plus économiques et fournit des résultats excellents; il n'en est pas tout-à-fait de même des lieux dits à *l'anglaise*, qui exigent de grands soins, sont sujets à se déranger, et ne laissent pas d'occasionner une dépense assez considérable.

8⁰ Il est un autre progrès introduit récemment dans l'agriculture et sur lequel nous voulons appeler l'attention, à cause des services qu'il nous semble appelé à rendre, non seulement en élevant le revenu des terres, et par suite en augmentant l'aisance des fermiers, mais surtout en améliorant l'état sanitaire des campagnes et diminuant la fréquence des épidémies de fièvre typhoïde. Nous voulons parler du *drainage*. On comprend facilement que la stagnation des eaux, tenant en dissolution des détritus végétaux, ainsi que des substances animales dans un état de décomposition plus ou moins avancé, est éminemment propre à développer des miasmes qui, comme nous l'avons démontré, sont une des principales causes de la production des fièvres continues. Le drainage ayant pour effet l'écoulement de ces eaux, soit par des tuyaux en terre cuite, soit par des traînées de décombres ou de scories placées en lignes dans le sens de la pente du terrain, seront un moyen efficace d'assainissement. Il ne s'agit pas ici d'une de ces idées théoriques que l'événement vient souvent contredire, l'expérience a déjà été victorieusement faite. Des observateurs consciencieux en ont démontré la certitude par les résultats de leur pratique et par de statistiques impartiales.

Graves a constaté dans sa *Clinique* les heureux effets que le drainage a produit en Irlande, tant pour les fièvres continues que pour les fièvres d'accès. Il cite à ce propos l'exemple suivant, extrait d'un rapport de Mr John Marschall le jeune, secrétaire de l'Union de bienfaisance de l'île d'Ely.

« On sait que l'île d'Ely fut longtemps dans un état véritablement déplorable; dépourvue de tout moyen de drainage,

elle était sans cesse inondée par les eaux des hautes terres;
aussi les parties basses ne présentaient dans toute leur étendue que de vastes étangs stagnants, dont les vapeurs étaient
pour l'atmosphère une source intarissable de miasmes pesti-
lentiels. Aujourd'hui, par suite d'améliorations successives,
qui se sont faites principalement pendant les cinq dernières
années, une métamorphose a eu lieu qui tient vraiment du
prodige. Par leur labeur, leur activité et leur courage, les
habitants ont transformé ces plaines désolées en de gracieux
pâturages, et ils ont vu leurs travaux récompensés par d'abondantes moissons. Drainage, remblais, machines, tout a été
mis en œuvre. . . . .

« Nous ne pouvons calculer exactement ce qu'a rapporté
ici le drainage, mais en voyant des champs d'avoine et de blé
là où ne poussaient naguère que des carex et des joncs, nous
sommes bien certains qu'il a été l'origine d'une richesse considérable. «

« En examinant le chiffre des baptêmes, des mariages et
des morts qui ont eu lieu à Wiesbach de 1796 à 1826, je
trouve que dans les trois périodes décennales dont 1801, 1811
et 1821 ont été les années moyennes, les baptêmes et les morts
ont présenté les proportions suivantes :

	Baptêmes.	Morts.	Population.
De 1796 à 1805 . . .	1627.	1535.	4710 (1801).
De 1806 à 1815 . . .	1657.	1313.	5200 (1811).
De 1816 à 1825 . . .	2165.	1390.	6515 (1821).

« Ainsi dans la première période, la mortalité est de 1 sur
31; elle est descendue dans la seconde au chiffre de 1 sur 40,
et s'est abaissée dans la troisième à la proportion de 1 sur 47.
Ce dernier rapport est au-dessous de la moyenne qu'a donnée
pendant les deux dernières années la mortalité du royaume
entier (voyez le second rapport du registre général, p. 4, édit.
in-folio). Ces résultats montrent clairement que la mortalité
a notablement diminué depuis un demi-siècle, et l'on ne peut

douter que l'assainissement produit par le drainage ne soit la cause principale de cette amélioration. «

L'application du drainage a pris également une grande extension en Angleterre et en Écosse. Dans le premier pays, des contrées entières ont été presque entièrement drainées, et la santé des habitants en a ressenti l'heureuse influence.

M. Outhert Johnson qui a parcouru l'Angleterre en tous les sens, pendant quarante ans, a constaté que les opérations de dessèchement par le drainage ont changé, pour ainsi dire, le climat de cette contrée; que dans le district marécageux du Lincolnshire, les brouillards ont diminué de neuf dixièmes en intensité, et que la santé des habitants s'en trouve beaucoup fortifiée.

M. Barré de Saint-Venant rapporte aussi que dans le district de Kelsor en Écosse, depuis l'exécution des travaux d'égouttage, la fièvre et l'hydropisie, qui formaient la moitié des épidémies, ont presque entièrement disparu.

M. Pearson donne un relevé du nombre des cas de fièvre intermittente (nous avons vu dans notre pays ces deux maladies être les compagnes fidèles de la fièvre typhoïde), observés pendant les mêmes mois dans deux années consécutives. Ils sont descendus de 102 à 16. Il n'hésite pas à attribuer cette amélioration aux travaux de drainage exécutés de la manière la plus large.

Ces détails sont extraits d'un rapport présenté par M. le docteur Burdel au Congrès de l'association pour le progrès des sciences sociales (*session de* 1862, *à Bruxelles*).

M. Burdel rend compte également de travaux du plus haut intérêt entrepris en France, dans le département de Loire et Cher, à La Motte-Beuvron, près du château de l'Empereur. Le bourg de La Motte offre une des situations caractéristiques de la Sologne. Là, à une profondeur de cinquante centimètres à un mètre environ, à l'époque des plus grandes chaleurs et des plus grandes sécheresses, alors que toutes les flaques d'eau avaient disparu du sol, on rencontrait une véritable nappe d'eau. Les caves, quoique peu profondes, renfermaient pendant les trois quarts de l'année une eau fétide et malsaine; les habitants souffraient continuellement de l'humidité.

L'opération du drainage, pratiquée sur une vaste échelle, produisit des résultats immédiats, non seulement au point de vue du bien-être des habitants, de la fertilité des terres et des jardins, mais surtout pour la santé publique. Le nombre des fièvres intermittentes a diminué chaque année dans des proportions notables. Nulle part plus que dans nos Flandres ces travaux ne sauraient produire d'utiles résultats.

Nous vivons dans une atmosphère paludéenne : *scribo in aëre paludoso*. Au moment où nous écrivons ces lignes, le vent nous amène les fades émanations des marais, unies aux âcres senteurs du rouissage. Ici, comme en Irlande, comme dans la Sologne, nous souffrons continuellement des fièvres intermittentes; c'est également parmi nous que le typhus, la dyssénterie et le scorbut exercent le plus de ravages, quand par suite de circonstances calamiteuses, ils deviennent épidémiques.

Le remède unique à cet état de choses consiste à pratiquer un vaste drainage, non pas seulement par quelques trainées ou quelques tuyaux, mais par un ensemble de canaux destinés à conduire à la mer les eaux chargées de substances organiques en décomposition.

Deux membres de nos chambres législatives, MM. Van Overloop et Vleminckx, ont appelé l'attention du gouvernement sur la nécessité de débarrasser nos campagnes des eaux croupissantes, sources de tant de maux. Nous croyons ne pouvoir mieux faire que de transcrire les paroles par lesquelles M. Vleminckx termine son discours prononcé à la Chambre le 1ᵉʳ juin de cette année (1865).

« De tous les travaux qu'un pays puisse entreprendre, les plus utiles et les plus productifs sont incontestablement les travaux hygiéniques, puisqu'ils ont pour résultat de tripler, de quadrupler la force productive, et d'augmenter par conséquent, dans une proportion considérable, le bien-être et la prospérité des populations. Dans notre Belgique, ces travaux ne sont pas seulement une nécessité, mais l'accomplissement d'un grand devoir. Un million de dépense pour l'assainissement de notre littoral produirait des effets cent fois plus utiles que l'ouverture de quelques routes dans certains arrondissements qui, rigoureusement parlant, n'en ont peut-être pas besoin. »

Nous croyons avoir suffisamment démontré les propriétés contagieuses du typhus des campagnes; nous avons vu combien cette contagion est active et combien elle contribue à multiplier les cas isolés, au point de produire de véritables pestilences. Malgré les soins apportés à l'hygiène publique et privée, on ne pourra empêcher la fièvre typoïde de frapper çà et là quelque victime. L'essentiel est d'empêcher la propagation du fléau, de prevenir que l'imprudence et la malpropreté de quelques-uns ne mettent en question la santé et même la vie de populations entières. Les mesures à prendre dans ce but différeront selon qu'on aura affaire à des personnes aisées, habitant des maisons spacieuses et jouissant d'une fortune suffisante pour se procurer les soins nécessaires, ou qu'il s'agira de pauvres, mal logés, pouvant à peine, en état de santé, se procurer le nécessaire, à plus forte raison incapables de se donner les soins indispensables dans une maladie aussi longue et aussi exigeante.

Dès que le médecin sera appelé dans une famille aisée pour traiter un malade, dès qu'il pourra diagnostiquer à coup sûr une fièvre typhoïde, il devra informer la famille de la nature de la maladie et de ses propriétés contagieuses. Nous disons qu'il faut d'abord que le médecin soit sûr de son diagnostic, il est certaines maladies catarrhales et saburrales dont les symptômes peuvent être confondus avec ceux d'une fièvre typhoïde commençante; il convient dans ces cas de ne pas se prononcer trop tôt. La précipitation ici serait préjudiciable à la réputation du médecin et aux intérêts du malade, car il suffit qu'on sache qu'une personne dans une famille est atteinte de typhus, pour que sa maison soit évitée par le public, et si le client se livre au commerce, un préjudice notable pourrait être la conséquence de la légèreté du praticien.

Une pratique ancienne voulait que quand une personne se trouvait atteinte d'une maladie contagieuse, un écriteau, placé à la demeure, avertît le public du danger qu'elle récélait. Des médecins modernes, M. le professeur Craninckx (1) entre autres, voudraient dans certains cas voir revivre cet usage. Nous croyons que dans les campagnes, où tout se connaît et où tout se raconte, où la propriété contagieuse du typhus n'est plus contestée, cette mesure serait au moins inutile. Elle pourrait même, nous semble-t-il, présenter l'inconvénient de frapper les esprits d'une terreur exagérée. La peur prédispose aux affections adynamiques.

Le choix de la chambre destinée à être occupée par le malade est loin d'être indifférent. La saison déterminera l'exposition qu'on préférera; si c'est en été, on la prendra exposée au nord, afin de pouvoir ouvrir les fenêtres sans donner accès aux rayons du soleil. Si c'est en hiver, on prendra l'exposition contraire; la chambre devra être isolée et éloignée de toute autre pièce habitée, distante de la cuisine, dont les odeurs dérangeraient le malade et inspireraient au convalescent des appétits dangereux à satisfaire. On évitera le voisinage de l'atelier, dont le bruit incommoderait le patient.

On veillera à ce que l'air soit fréquemment renouvelé. On y parviendra en ouvrant souvent les fenêtres, mais de manière à ce que des courants d'air ne puissent atteindre le malade. Si des rideaux existent autour du lit, on les ouvrira largement, tout au plus pourra-t-on les fermer pendant les instants où on ouvrira les fenêtres. Si le temps est frais, on fera du feu

---

(1) Recherches sur les moyens préventifs de la fièvre typhoïde, etc. — Mémoires de l'Académie de médecine. 1850.

dans la cheminée, on évitera ainsi au malade des refroidissements dangereux, et on purifiera l'air de la chambre par le courant que détermine la combustion. On recommandera de faire des fumigations avec du chlore, qui détruit les miasmes, tandis que les essences et les vinaigres plus ou moins aromatiques ne servent qu'à en masquer l'odeur.

La chambre sera assez grande pour y placer deux ou même trois lits. Il convient en effet que la garde repose à côté de son malade; celui-ci aura besoin d'être souvent déplacé d'un lit sur un autre. Le lit inoccupé sera découvert et aéré.

On ne laissera entrer dans la chambre du malade que les personnes absolument nécessaires pour le service. Encore n'y feront-elles qu'un séjour peu prolongé, autant dans leur propre intérêt que dans celui du malade, dont elles vicient l'air par les gaz provenant de la respiration et de la transpiration cutanée.

Le choix de la garde-malade ne doit pas être fait à la légère. Disons-le tout d'abord, les parents et les amis constituent de très-mauvais garde-malades. Le défaut d'expérience des gens qui n'ont jamais vu de malades, les rendront maladroits et peu aptes à rendre des services. D'un autre côté, la douleur et l'affection les rendront incapables de bien comprendre les ordres et de les exécuter ponctuellement. Il convient que la garde soit habituée à soigner des typhisés. Les femmes, plus douces et plus patientes, conviendront mieux que les hommes pour remplir ces fonctions. On donnera la préférence à celles qu'une première atteinte aura rendues moins aptes à contracter la maladie, et auxquelles la conscience de cette immunité donnera plus de hardiesse. Il faut que la garde-malade ait dans la science et l'expérience du médecin une confiance absolue, autrement elle accomplirait mal les ordonnances et n'observerait pas le régime prescrit.

On engagera les garde-malades à revêtir un costume à part, qu'elles quitteront chaque fois qu'elles sortiront de la maison pour communiquer avec les personnes du dehors. On les engagera également à user souvent des soins de propreté, et à laver leurs mains et leurs figures avant de sortir. Ces dernières recommandations s'appliquent également aux médecins. Ceux-ci éviteront d'aller voir leurs maladas à jeûn et s'abstiendront en temps d'épidémie de tout excès et de tout écart de régime.

Les hardes ayant servi aux malades, les chemises, les draps de lits, seront conservés à part, ou mieux encore, immédiatement plongés dans une cuvette d'eau contenant une légère quantité de chlorure de chaux. En cas de décès, on usera de même avec les habits du défunt avant de les laisser porter par un autre membre de la famille, ou de les donner aux pauvres.

En parlant des propriétés contagieuses de la fièvre typhoïde, nous avons vu combien cette contagion devait s'exercer facilement dans les familles pauvres des campagnes, familles toujours nombreuses, entassées dans des maisons petites, basses, mal aérées, où souvent une seule chambre est destinée à recevoir tous les habitants. L'isolement du malade à domicile est ici impossible. Le meilleur, et nous le croyons fermement le seul moyen, d'empêcher la maladie de s'étendre, de se développer au point de devenir épidémique, c'est l'institution d'hôpitaux dans les communes rurales.

Bien peu de ces dernières possèdent ces établissements si utiles. Les causes de cette lacune sont multiples. Et d'abord, nous reconnaissons volontiers, que dans les conditions normales, il vaut mieux laisser le pauvre dans sa maison, confié à sa famille, si celle-ci peut lui donner les soins nécessaires. Nous proscririons même volontiers les hôpitaux, dans la plupart des cas de chirurgie, et d'une manière absolue, pour les femmes en couches. Il n'est pas de médecin pratiquant à la campagne, qui n'ait été frappé, comme nous, de la bénignité de la plupart des affections chirurgicales, de l'heureuse réussite des opérations les plus graves, de la rareté des fièvres puerpérales. C'est là surtout qu'on peut dire : le chirurgien opère et Dieu guérit. Ces résultats font surtout impression au commencement de la carrière, alors qu'on a vu dans les hôpitaux, même les mieux tenus, la fièvre puerpérale sévir presque continuellement, et la plupart des amputations entraîner la pyoémie et la mort des opérés.

Mais autant nous sommes opposé à l'établissement des hôpitaux à la campagne pour le traitement des affections chirurgicales, autant nous les croyons indispensables pour traiter les maladies contagieuses et empêcher leur extension. Là seulement les malades pourront recevoir les soins nécessaires, là aussi le traitement ne sera pas contrarié par la tendresse aveugle des parents et la sottise des garde-malades.

Ce que nous avons dit du danger de laisser les malades aux soins de leur famille, est surtout vrai quand il s'agit de malades pauvres. Qui de nous n'a vu les convalescences les plus franches, amenées au prix des plus grands efforts, être entravées par des écarts de régime, produits par la faiblesse des parents trop timides pour résister aux sollicitations du malade, l'excitant même souvent à prendre des nourritures abondantes, dans l'idée que du moment que les symptômes les plus graves ont disparu, on ne doit plus s'occuper qu'à combattre la faiblesse. Comme on le voit, l'intérêt de la population saine et celui du malade réclament également que ce dernier soit soustrait à ses parents qu'il risque d'infecter, et dont les soins peuvent être remplacés avec avantage par ceux des personnes étrangères.

Une objection sérieuse contre l'établissement d'hôpitaux dans les communes rurales, se tire de l'exiguité de leurs ressources pécuniaires, et du peu d'importance de leurs populations. Mais rien n'empêche que deux ou même un plus grand nombre de villages voisins se réunissent pour former un hôpital commun, dans l'entretien duquel ils interviendraient en proportion de leur population ou en raison du nombre de malades reçus. Quand l'isolement de la commune ne permet pas cette association, la première maison venue, située dans de bonnes conditions hygiéniques, remplira parfaitement notre but, et dans le cas même où on n'aurait pas une pareille maison à sa disposition, une baraque en bois, construite dans un endroit bien exposé, pourra rendre de grands services. C'est ce qu'on fut obligé de construire à Meulebeke, près de Thielt, en 1848; l'encombrement des salles de l'hôpital produisit une dyssenterie violente, qui au bout de peu de temps compliqua toutes les maladies en traitement dans l'établissement. On y mit un terme en logeant les malades dans des baraques en bois, construites dans les jardins de l'hôpital. (DE RIDDER, *Annales de la Société de Médecine de Gand*).

Dans la commune d'Appels près de Termonde, on eut également recours à la construction de baraques en bois au milieu du village, pendant la grande épidémie de 1848, qui y fit beaucoup de ravages.

Baudens rapporte que pendant la guerre d'Orient, on fut obligé de construire à Constantinople des baraques en bois, afin d'y loger le trop plein des hôpitaux et des ambulances. Il se loue beaucoup de cette mesure.

Ce moyen est d'autant plus praticable, que c'est surtout pendant l'été que les épidémies de fièvre typhoïde ont le plus de gravité, et qu'alors les courants d'air, loin d'être nuisibles, servent efficacement à renouveler l'air des salles.

On le voit assez, nous ne proposons pas d'établir les hôpitaux dans le sens qu'on attache ordinairement à ce mot, c'est-à-dire des salles immenses, pouvant contenir un nombre considérable de lits, et où tous les pensionnaires sont couchés pêle-mêle, sans distinction de maladies.

Nous croyons que ce système a fait son temps, même dans les grandes villes, où on en a depuis longtemps vu les inconvénients. Depuis plusieurs années on a établi à Vienne le système *pavillionnaire*. L'encombrement hospitalier, ce qu'on a appelé la promiscuité des maladies, vient d'être condamné par l'Académie de médecine de Paris, et même par la presse extra-médicale. A M. Emile de Girardin revient l'honneur d'avoir, le premier en France, prêché la croisade contre les hôpitaux à salles communes. Dans une discussion remarquable sur un projet d'hôpital, présenté par M. Fréderic, la Société de médecine de Gand s'est prononcée également pour le système à pavillons séparés, et si nos renseignements sont exacts, la commission des hospices de cette ville est en train de reconstruire dans ce sens l'hôpital de la Biloke.

Si les villes se sont prononcées pour ce système, certainement les communes rurales, où la population est moindre, où les terrains sont à bas prix et où les hôpitaux doivent servir exclusivement, selon nous, au traitement des maladies épidémiques, ne peuvent hésiter à s'y rallier.

Le service dans ces hôpitaux devra être confié à des personnes dévouées, qu'une aptitude spéciale, une sorte de vocation, plutôt que l'attrait d'un salaire élevé, engageront à se présenter aux autorités. Nous sommes persuadé que le nombre de ces infirmiers volontaires sera toujours suffisant pour les besoins des malades. Quand on a vu de près tout ce qu'on rencontre de dévouement et de charité chrétienne dans les classes pauvres, on restera persuadé que les servants ne feront pas défaut. On devra choisir de préférence les aides les plus intelligents, et ceux qui par une atteinte antérieure sont devenus moins aptes à contracter le mal. Le médecin veillera à ce que les régimes soient bien observés, les médicaments administrés d'une manière convenable, et à ce que la ventilation et les fumigations soient faites plusieurs fois pendant le jour. Les visites des parents seront courtes, et on n'admettra ni les enfants ni les personnes faibles et disposées, par cette raison ou par d'autres, à gagner plus facilement la maladie.

Tous les médecins conviennent que dans la fièvre typhoïde, comme dans toutes les affections sujettes à des changements d'aspect continuels, à des complications dont l'invasion est soudaine, les visites ne sauraient être assez fréquentes. Sans l'établissement des hôpitaux, il ne sera pas possible de se conformer à ce précepte dans les campagnes, où les maisons sont situées à de fortes distances et où souvent le même praticien doit donner ses soins aux habitants de plusieurs communes.

Dirons-nous après cela quel salaire minime on ose allouer à des hommes de talent et de cœur qui, après avoir passé dans les études les plus belles années de leur vie, se dévouent nuit et jour au soulagement de leurs semblables? Non, car je m'adresse à des médecins qui savent par expérience, que la rétribution est pour nous l'accessoire, que la seule récompense que nous cherchons, c'est la satisfaction que donne la conscience du devoir rempli. Mais si l'élévation du salaire n'est pas de nature à rendre le médecin plus zélé et plus actif, il faut cependant convenir que la plupart doivent par leur art se créer des ressources pour élever leur famille et tenir honorablement leur rang dans la société; et si souvent des administrations communales se plaignent de ne pas avoir de médecin de bureau de bienfaisance ou de devoir confier ces fonctions à un praticien d'une localité éloignée, c'est que le traitement qui y est attaché est trop minime, pour qu'uni au produit de la clientèle payante, il puisse assurer au médecin une existence convenable.

Espérons que, dans un prochain avenir, grâce à l'entente des associations médicales, nous parviendrons à obliger les administrations de se conformer à la loi, qui exige qu'à chaque commune soit attaché un médecin pour soigner les indigents. Cette loi n'est aujourd'hui exécutée qu'en apparence, car il est évident que le médecin obligé d'accepter les mêmes fonctions dans plusieurs communes, ne peut donner à ces clients pauvres qu'une minime partie de son temps et de son attention.

Si la fortune vient rarement récompenser le médecin après une vie de fatigues et de dangers, les honneurs de ce monde sont encore bien moins son partage. Nous ne connaissons encore aucun confrère de nos campagnes, et cependant beaucoup d'entre eux ont traversé bien des épidémies, et vu tomber autour d'eux bien des camarades sur notre champ de bataille, nous n'en connaissons aucun qui puisse s'honorer de cette croix distribuée avec tant de prodigalité aux officiers qui ont pendant vingt ans dépensé aux tables d'hôte et dans les cafés un traitement bien supérieur au revenu du praticien le plus occupé. Ajoutons à cela l'humiliation de devoir payer une patente quelquefois assez élevée, à côté de l'épicier et du cabaretier, et l'inconvénient d'une loi surannée en vertu de laquelle tout client malhonnête peut se soustraire au paiement des honoraires par la prescription légale. Au lieu de favoriser l'exercice de notre art, on croirait vraiment que les gouvernements, sans souci de la santé publique, n'ont cherché qu'à y apporter d'inutiles entraves.

La nomination de médecins cantonaux, c'est-à-dire de sentinelles vigilantes destinées à signaler au gouvernement et aux commissions médicales les épidémies à leur naissance, alors que de sages mesures peuvent encore les enrayer, cette nomination, disons-nous, serait accueillie avec faveur par le corps médical. Ces fonctionnaires seraient encore chargés de la police médicale, de la répression du charlatanisme et de l'exercice illégal de l'art de guérir, cette plaie des campagnes et des petites villes. Hier encore, nous avons vu sur la place publique un homme monté sur une voiture et débitant aux paysans des onguents et des potions destinées à les guérir de toutes les misères, depuis les cors aux pieds jusqu'au typhus. Pour se livrer à ce commerce, cet homme s'abritait derrière un diplôme de dentiste. Les médecins cantonaux pourraient encore être chargés de faire des statistiques réellement exactes, des relations détaillées des épidémies, pour lesquelles il nous est souvent impossible de trouver des loisirs suffisants au milieu des devoirs de la clientèle.

Nous voici arrivé au bout de notre tâche. Nous nous sommes, avant tout, efforcé de rencontrer parmi les causes du typhus celles qui ont paru avoir un côté réel et pratique; celles qu'il est possible de combattre d'une manière efficace.

Dans le choix des moyens de préservation, nous nous sommes également borné à ce qui nous semblait pouvoir trouver une utile application. A quoi bon se créer un idéal fantastique, une terre promise qu'il nous serait seulement permis de saluer de loin, et dont nous ne garderions que le regret de ne pouvoir l'atteindre.

FIN.

www.ingramcontent.com/pod-product-compliance
Ingram Content Group UK Ltd.
Pitfield, Milton Keynes, MK11 3LW, UK
UKHW020939120726
13693UKWH00004B/1421